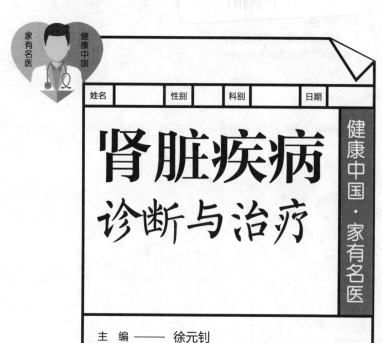

姓名	性别	科别	日期

肾脏疾病
诊断与治疗

健康中国·家有名医

主 编 —— 徐元钊

上海科学技术文献出版社
Shanghai Scientific and Technological Literature Press

图书在版编目（CIP）数据

肾脏疾病诊断与治疗 / 徐元钊主编 . —上海：上海科学技术文献出版社，2020

（健康中国·家有名医丛书）

ISBN 978-7-5439-8104-1

Ⅰ．①肾… Ⅱ．①徐… Ⅲ．①肾疾病—诊疗—普及读物 Ⅳ．① R692-49

中国版本图书馆 CIP 数据核字 (2020) 第 053973 号

策划编辑：张　树
责任编辑：苏密娅
封面设计：樱　桃

肾脏疾病诊断与治疗
SHENZANG JIBING ZHENDUAN YU ZHILIAO
主编　徐元钊
出版发行：上海科学技术文献出版社
地　　址：上海市长乐路 746 号
邮政编码：200040
经　　销：全国新华书店
印　　刷：常熟市人民印刷有限公司
开　　本：650×900　1/16
印　　张：13.5
字　　数：139 000
版　　次：2020 年 7 月第 1 版　2020 年 7 月第 1 次印刷
书　　号：ISBN 978-7-5439-8104-1
定　　价：30.00 元
http://www.sstlp.com

"健康中国·家有名医"丛书总主编简介

王 韬

同济大学附属东方医院主任医师、教授、博士生导师,兼任上海交通大学媒体与传播学院健康与医学传播研究中心主任。创立了"达医晓护"医学传播智库和"智慧医典"健康教育大数据平台;提出了"医学传播学"的学科构想并成立"中国医学传播学教学联盟"。任中国科普作家协会医学科普创作专委会主任委员、应急安全与减灾科普专委会常务副主任委员、中华预防医学会灾难预防医学分会秘书长。全国创新争先奖、国家科技进步奖二等奖、上海市科技进步奖一等奖、中国科协"十大科学传播人物"获得者。"新冠"疫情期间担任赴武汉国家紧急医学救援队(上海)副领队。

李校堃

微生物与生物技术药学专家,中国工程院院士,教授、博士生导师,温州医科大学党委副书记、校长、药学学科带头人,基因工程药物国家工程研究中心首席专家。于 1992 年毕业于白求恩医科大学,1996 年获中山医科大学医学博士学位。 2005 年入选教育部新世纪优秀人才,2008 年受聘为教育部"长江学者奖励计划"特聘教授, 2014 年入选"万人计划"第一批教学名师。长期致力于以成纤维细胞生长因子为代表的基因工程蛋白药物的基础研究、工程技术和新药研发、临床应用及转化医学研究,在国际上首次将成纤维细胞生长因子开发为临床药物。先后获得国家技术发明奖二等奖、国家科技进步奖二等奖等,发表论文 200 余篇。

汪　胜　杭州师范大学医学院副院长、副教授

宋国明　上海市第一人民医院党委副书记、纪委书记、副研究员

张春芳　上海市浦东新区医疗急救中心副主任

张雯静　上海市中医医院党委副书记、主任医师

林炜栋　上海交通大学护理学院副院长（主持工作）、主任医师

罗　力　复旦大学公共卫生学院党委书记、教授

周行涛　复旦大学附属眼耳鼻喉科医院院长、主任医师、教授

赵燕萍　复旦大学附属闵行医院（上海市闵行区中心医院）党委书记、主任医师

唐　琼　上海市计划生育协会驻会副会长

陶敏芳　上海市第六人民医院副院长、主任医师、教授

桑　红　长春市第六医院院长兼党委书记、主任医师、教授

盛旭俊　海南省澄迈县人民医院执行院长、副主任医师
　　　　上海交通大学医学院附属新华医院医务部副主任

韩　静　同济大学附属东方医院应急管理办公室副主任、副教授

颜　萍　新疆医科大学护理学院院长、主任护师

薄禄龙　海军军医大学长海医院麻醉学部主任助理、副主任医师
　　　　副教授

总　序

　　健康是人生最宝贵的财富，然而疾病却是绕不开的话题。2020 年中国人民共同经历了一场战"疫"，本应美如画卷的春天，被一场突如其来的疫情打破。这让更多人认识到健康的重要性，也激发了全社会健康意识的觉醒。

　　现代社会快节奏和高强度的生活方式，使我们常常处于亚健康状态。美食诱惑、运动不足、嗜好烟酒，往往导致肥胖，诱发高血压、高血脂、高血糖、高尿酸乃至冠心病、脑卒中，甚至损伤肺功能，造成肾功能衰退，而久病卧床又会造成肺炎、压疮、下肢血管栓塞等衍生疾病……凡此种种，严重影响人们的健康生活。

　　"经济要发展，健康要上去"是每个老百姓的追求，健康是人们最具普遍意义的美好生活需要。鉴于此，上海科学技术文献出版社策划出版了"健康中国·家有名医"丛书。丛书作者多为上海各三甲医院临床一线专科医生，遴选临床常见病、多发病，为广大读者提供一套随时可以查阅的医学科普读物。

　　如今，在国内抗"疫"获得阶段性胜利的情况下，全国各地逐渐复工复产，医务人员和出版人也在用自己的实际行动响应政府号召。上海科学技术文献出版社精心打造的这套丛书，为全社会健康保驾护航，让大众在疫情后期更加关注基础疾病的治疗，提高机体免疫力，在这场战"疫"取得全面胜利的道路上多占

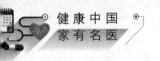

得一些先机,也希望人们可以早日恢复健康生活。

本丛书秉承上海科学技术文献出版社曾经出版的"挂号费"丛书理念,作为医学科普读物,为广大读者详细介绍了各类常见疾病发病情况,疾病的预防、治疗,生活中的饮食、调养,疾病之间的关系,治疗的误区,患者的日常注意事项等。其内容新颖、系统、实用,适合患者、患者家属及广大群众阅读,对医生临床实践也具有一定的参考价值。本丛书版式活泼大气、文字舒展,采用一问一答的形式,逻辑严密、条理清晰,方便阅读,也便于读者理解;行文深入浅出,对晦涩难懂的术语采用通俗表达,降低阅读门槛,方便读者获取有效信息,是可以反复阅读、随时查询的家庭读物,宛若一位指掌可取的"家庭医生"。

本丛书的创作团队,既是抗"疫"的战士,也是健康生活的大使。作为国家紧急医学救援队的一员,从武汉方舱医院返回上海的第一时间能够看到丛书及时出版,我甚是欣慰。衷心盼望丛书可以让大众更了解疾病、更重视健康、更懂得未病先防,为健康中国事业添砖加瓦。

王 韬

中国科普作家协会医学科普创作专委会主任委员

赴武汉国家紧急医学救援队(上海)副领队

2020 年 4 月 3 日于上海

前　言

　　肾脏疾病是十分常见的临床疾病之一,发病率约占全世界总人口的 2.5％,其中相当一部分并不能治愈,成为患者终身的慢性病;慢性肾脏疾病又常为进行性,最终发展为肾衰竭。不难想象这些病痛会给患者、患者家人以及整个社会带来多少不幸!

　　社会经济的高速发展,也必然深刻地改变着每个人的生活方式和生活习惯,现代社会的发展给我们带来了欢乐和便利,但快节奏的生活也带来了让人猝不及防的疾病,比如现代人群中高发的高血压、高血脂和高血糖,它们正在危害着我们的健康!为了让生活更美好,为了减少患者的病痛,让更多的人了解肾脏疾病的知识,避免肾病的发生,避免肾病发展成为尿毒症或其他并发症,这便是我编写这本小册子的初衷,也是一个医务工作者的责任。

　　本书收集了上百个问题,把临床上常见的和较常见的肾脏疾病的一些知识、防治目标与要点,兼顾诊治技术发展趋势和患者很想知道的问题,扼要地介绍给读者诸君,希望大家能从中获益,一起做好肾脏疾病的防治。为了方便患者求医时能看懂化验报告单和医师的诊疗术语,书中列入了不少术语及其解释,包括其英文缩写。鉴于现在肾活检术已广泛应用于临床,书中还加入了一些病理内容,读起来或许会略感艰涩,但在解读您手中

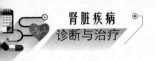

的报告单、出院小结或医嘱等医疗文件时,也许会有些帮助。考虑到篇幅所限,有关肾衰竭尿毒症的相关内容将在本丛书《肾衰竭尿毒症诊断与治疗》一书中进行详细介绍,读者可在该书中查阅。鉴于学科发展迅猛,而笔者才识有限,又受制于篇幅,实难尽其详。成书仓促,错漏难免,望读者能不吝赐教。

承上海科学技术文献出版社邀约,指导协助,使本书有幸付梓,诚致谢意!对热忱支持我完成此书的同道与家人,谨致感谢!

徐元钊

目　录

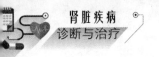
膜性肾病

局灶性节段性肾小球硬化症

系膜增生性肾小球肾炎(含 IgA 肾病)

系膜毛细血管增生性肾小球肾炎

系统性红斑狼疮肾损害

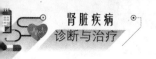

肾血管疾病(含缺血性肾病)

遗传性肾炎

妊娠与肾脏疾病

患了肾脏疾病可能会有哪些表现

肾病患者常有水肿,那么有水肿的都是患了肾病吗

肾病患者常有水肿,但有水肿的却不一定都是肾病。临床上常见的水肿可分为局限性水肿和全身性水肿两大类,前者多为血管淋巴管疾病或局部炎症等因素引起,后者多为内科疾病引起。水肿也可分为功能性和器质性疾病水肿两类,前者病因不太明确,对健康危害不大,即特发性水肿,常见的有月经前水肿、更年期水肿和老年性水肿等;后者多系心、肝、肾等实质性器官的疾病以及营养不良等所引起。肾脏病的水肿多为全身性、器质性和凹陷性的(可下按),但无水肿并不能排除肾病。

肾病导致的水肿有何特点

肾性水肿可分三类,即肾炎性、肾病性和肾衰性。肾炎性常见于急性、急进性和慢性肾炎及其急性发作,水肿多起于组织疏松部位,如眼睑部,可发展至全身。多因肾小球滤过功能暂时下降,而肾小管重吸收和浓缩未下降或下降不足,造成体内水分积聚,过多的水分首先向疏松组织部位渗出,造成水肿。因血容量

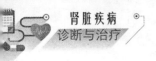

增大,严重者可引起高血压、肺水肿和心力衰竭。肾病性水肿多因大量蛋白从尿中丢失,使血浆蛋白浓度下降,水分向血管外渗出,血容量相对偏低;水分多积聚于周身皮下、体腔(如形成胸腔积液和腹腔积液),且受重力影响,以下坠位为重。肾衰性水肿则主要因肾滤过低下,水分潴留所致,常呈高容量状态,重者可出现心力衰竭、脑水肿或肺水肿。一般将水肿的程度分为轻、中、重三度,仅为眼睑和足踝部水肿者为轻度;下肢水肿者为中度;全身水肿者为重度。此外,若全身水肿并伴有胸腔积液和(或)腹腔积液者为严重水肿。

肾病导致的高血压有何特点

肾性高血压属于继发性高血压,即因肾病而引发高血压。肾性高血压的特点是舒张压较高,这与小动脉和(或)细小动脉受损有一定关系。根据发生机制,临床上还可进一步分为容量依赖型和肾素依赖型两类,此对治疗有一定指导意义。肾血管性高血压常为严重高血压,而其肾损害却是因缺血所致,又称缺血性肾病。

为什么看肾病常要求查眼底

因为眼底检查能窥见小动脉,其口径与肾内小动脉接近,通过眼底检查可以间接推测肾小血管的情况,特别是高血压与动脉硬化的信息,有助于诊断。肾炎、糖尿病和肾功能不全等都可有特殊的眼底改变,有经验的眼科医师可以通过眼底检查及时发现。

哪些地方疼痛与肾病有关 ⊃━━━━

　　由于肾内感觉神经分布甚少或缺如,故肾病患者常无肾区疼痛。而肾包膜有丰富的感觉神经,肾包膜的牵拉、扩张或挛缩可引起肾区钝痛,患者大多能忍受,见于急性和急进性肾炎、慢性肾盂肾炎、IgA 肾病、肾结核、多囊肾和肾积水等。肾包膜急速扩张则可有剧痛,甚至绞痛。肾绞痛则是突然发作的肾区(常为单侧)剧烈疼痛,并可向外阴部、大腿内侧放射,疼痛常使患者辗转不安,甚至大汗淋漓,通常难以忍受,主要见于输尿管结石嵌顿,或血块、坏死组织(如肾乳头坏死)堵塞输尿管等。

何谓尿路刺激征 ⊃━━━━

　　尿路刺激征以尿急(憋不住尿)、尿频(次数多而量不多)、尿痛(解尿时有疼痛)、尿不尽感,及小腹坠痛等为特征。主要见于尿路感染、膀胱结核或肿瘤,以及前列腺炎等。也可见于盆底疾

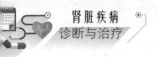
病,包括妇科肿瘤和累及直肠窝的肿瘤或炎症。

何谓肾炎综合征

患者以尿检异常(蛋白尿和血尿)、水肿和血压增高或不增高为主要临床表现时应考虑为肾炎综合征。以起病方式、病程长短和伴随症状可再分为急性、急进性和慢性三种。急性以儿童和青少年多见,常有上呼吸道感染为前导,经2周左右的潜伏期,出现程度不等的尿检异常、暂时性高血压和肾功能减退,治疗后1年左右可恢复。急进性者起病常不如急性者明显,但症状呈进行性加重,在数周至半年内进入肾功能衰竭,出现尿毒症症状。慢性者常为隐匿起病,早期仅轻微尿检异常,病程经年累月,其中可有多次急性发作,随病程延长尿检异常程度呈波动性加重,逐步出现高血压、水肿、低蛋白血症、贫血和肾功能减退等表现,缓慢步入尿毒症。

何谓肾病综合征

肾病综合征以"三高一低"为典型表现,即大量蛋白尿(＞3.5 g/d)、高度水肿、高胆固醇血症及低蛋白血症(＜30 g/L)。其中大量蛋白尿为必要条件。部分患者可有血尿、高血压和肾功能损害等表现。

正常人昼夜尿量有何规律

正常人每日尿量为 1 000~2 000 ml，平均为 1 500 ml；白天（16 小时）尿量占全天尿量的 3/4~4/5，为 1 100~1 200 ml，夜间 8 小时为 300~400 ml。这与抗利尿激素的昼夜分泌节律有关。尿量与饮水习惯有关，喜饮或在晚餐后至睡前大量饮水者，以及夜间工作者则有所不同。

何谓少尿，何谓无尿，见于何病

当 24 小时尿量＜400 ml，称为少尿；＜100 ml 则称无尿。有 100 ml 尿，为何还称"无"呢？因为泌尿系统上皮、黏膜以及附属腺体每天可分泌 100 ml 左右的液体，所以，此 100 ml"尿"未必是真正意义上的尿。少尿和无尿的原因大体可分为三类：

（1）肾前性：如休克、严重创伤、重度脱水、心力衰竭、肾病综合征等肾灌注减少的情况。

（2）肾性：如急性肾小管坏死、重症肾炎、急进性肾炎、慢性肾衰竭等因肾功能暂时或永久下降造成。

（3）肾后性：如各种原因的机械性尿路梗阻（包括结石、肿瘤等）和动力性尿路梗阻（如神经源性膀胱等引起的尿潴留），因梗阻上方压力增加迫使肾小球滤过停止而引起。

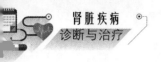
何谓多尿,见于何病

无多饮或使用利尿剂情况下,每日尿量持续 > 2 500(或 3 000)ml者称为多尿。多尿常见于:

(1) 内分泌疾病:如糖尿病、垂体性尿崩症等。

(2) 肾脏疾病:如急性肾衰竭多尿期、慢性间质性肾炎、慢性肾盂肾炎、梗阻后多尿、失钾性肾炎、高钙肾病和肾性尿崩症等。

(3) 神经性多饮。

何谓夜尿增多

夜间排尿量增多称为夜尿增多,通常指持续夜间尿量超过全天尿量1/3或绝对量 > 750 ml,当然,习惯性睡前多饮者不在此列。夜尿增多常见于慢性肾衰竭(CRF)早期、慢性肾盂肾炎(CPN)、慢性间质性肾炎(CIN)、髓质囊肿病等肾病,糖尿病、慢性心力衰竭、失眠等内科疾病,以及前列腺肥大等泌尿外科疾病。

为什么说夜尿增多是慢性肾功能减退的第一症状

慢性肾功能减退最早出现的症状是夜尿增多。这是因为机体首先降低肾小管重吸收率来补偿下降的肾小球滤过率,以实现容量平衡,来确保生命的延续,这直接导致尿液浓缩不足。反映在尿常规中便是尿比重(相对密度)降低且固定;反映在量的变化方面则是夜尿增多。打个比方,白天的工作未能完成,要靠晚上来加班。由于这个过程发生得相当缓慢,常不会引起患者注意。

尿毒症患者会有哪些消化道症状

尿毒症患者早期都有消化道症状,每以食欲下降为先,随病情发展可出现口腔炎、口腔溃疡、口臭、腮腺肿大、恶心、呕吐、消化道各部位黏膜糜烂、溃疡和出血、便秘及腹泻等。

尿毒症患者常有哪些呼吸系统症状

(1) 早期可有肺活量下降、限制性通气障碍和弥散功能下降等肺功能指标改变。

(2) 酸中毒引起的代偿性深大呼吸。

(3) 尿毒症肺,以肺水肿为主要表现,伴肺毛细血管渗出增加。

(4) 尿毒症性胸膜炎。

(5) 肺钙化,主要是因转移性钙化引起。

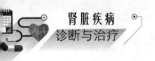
(6) 各种肺部感染多见,结核发生率明显增加。

尿毒症患者常有哪些中枢神经系统症状

尿毒症中枢神经系统症状可称为尿毒症性脑病。早期以抑制性多见,如疲乏、失眠、淡漠、注意力不能集中等,以后可有行为异常、抑郁、判断力和思维障碍、嗜睡甚至昏迷;晚期多为兴奋性表现,如肌肉颤动、痉挛、震颤、阵挛、抽搐、狂躁和幻觉等。脑电图表现为慢波增多。周围神经病变主要有感觉和运动神经传导速度下降,可表现为:

(1) 下肢不安综合征,下肢因难明其状的不适而难以安放,故不停活动以求缓解,以夜间为重而致彻夜难眠。

(2) 烧灼足综合征,以双足灼痛为特点。

(3) 晚期可出现四肢远端麻木,以下肢为重,渐行向心扩展,可致软瘫。部分患者可有自主神经(植物神经)功能障碍而发生体位性低血压、发汗障碍等症状。

尿毒症时为什么会出现贫血

尿毒症的贫血与肾衰竭程度成正比。贫血发展缓慢,症状常不明显。其发生原因主要有:

(1) 促红细胞生成素减少。应用人类重组促红细胞生成素后贫血可改善。

（2）造血物质缺乏。因恶心、呕吐等消化道症状而摄入减少，长期蛋白尿等原因使营养物质丢失增加。

（3）红细胞寿命缩短。尿毒症时常有酸中毒、水盐代谢紊乱、毒性物质潴留和小血管病变，使红细胞易于破碎，寿命缩短。

（4）血液丢失。尿毒症患者常有鼻出血、皮肤黏膜和消化道出血，加重贫血和缺铁。

（5）其他。如潴留的毒性物质抑制骨髓造血。

尿毒症骨病、肌病有何表现

尿毒症时发生骨病的主要原因是钙磷代谢异常，可引起骨软化症、纤维性骨炎、纤维囊性骨炎、骨质疏松和骨硬化症，以及转移性钙化等。患者可有骨痛、病理性骨折和手足搐搦等症状。

尿毒症性肌病常表现为肩胛带和骨盆带肌肉萎缩和无力，可有举臂困难和站立不能等表现。

尿毒症时皮肤有何改变

尿毒症时毛发常萎黄，变脆易断；皮肤增厚，表皮角化加剧而显粗糙，皮色转黄褐，皮下水肿可呈不可陷状；许多患者还有难以忍受的瘙痒。

了解一些有关肾脏及肾脏疾病的常识

泌尿系统由哪些器官组成

泌尿系统主要由肾脏、输尿管、膀胱和尿道组成,还包括一些附属的腺体。生殖系统与其毗邻,但不属于泌尿系统。

肾脏的大小、形态和位置如何

肾脏俗称"腰子",人通常有 2 个肾脏,极少数人缺失 1 个肾脏,称为"孤立肾"。肾脏位于腰椎两侧,极少数人发生两肾融合,位于脊柱前,呈马蹄状,称"马蹄肾"。肾脏大小与身高有关,其长度相当于个体的 3 个半椎体的长度。左肾长于右肾约 1 cm。一般以长×宽×厚来表示肾脏大小,成人的平均值为:左肾 9.11 cm×6.29 cm×4.34 cm, 右肾 9.0 cm×6.36 cm×4.25 cm。右肾比左肾低 1~2 cm(相当于半个椎体)。肾脏可随呼吸上下移动,深吸气可使其下移 1~2 cm。由于肾脏位置较深,仅偶于深吸气时可在腹部触及右肾,如常可触及则提示肾脏增大;如站立时能触及,则提示肾下垂。肾外形如蚕豆状,外形轮廓曲线光滑自然。

肾脏大体结构是怎样的

　　肾脏外覆被膜,肾实质分皮质和髓质两部分,皮质在外周,约占 1/3,颜色较淡,主要由肾小球组成;髓质在内部,约占 2/3,颜色相对较深,主要由肾小管组成,向内侧集中为 10～18 个锥体状外观的肾锥体,其锥尖部较圆钝,称为肾乳头,指向小盏,肾乳头上的小孔称乳头孔。肾实质与输尿管间的空腔部分叫肾盂,肾盂与上、中、下三组肾盏相接,每个肾盏又与几个小盏连接,肾小盏就是包绕在肾乳头外的结构。肾盏、肾盂均为漏斗状腔隙,承接由肾脏所生成之尿液,并将其输往输尿管。

肾内主要细微结构是怎样的

　　肾实质分为主质和间质两部分。主质由肾单位和集合管组成,其最主要的功能是生成尿液;填充其间的有血管、淋巴管和间质细胞等,总称为间质,其主要功能是支持肾单位、参与物质转运和调节机体内环境稳定。肾单位分成肾小体和肾小管两部分。肾小体由肾小球和肾小囊组成,位于肾皮质内,是发生肾小球肾炎的部位。依其在肾皮质的深浅位置分为浅表肾单位、皮质中层肾单位和髓旁肾单位三种。肾小体有两个极,一为血管极,也称肾小球球门,血管经此与肾小球毛细血管襻相连,血管

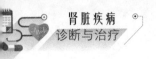

襻间的组织结构称为系膜,也系于血管极处,血管极球门外是重要的肾小球旁器(复合体)所在处;另一极为尿极,即肾小囊与肾小管的连接处。肾小球滤出的液体称原尿,流入肾小囊;肾小囊通过尿极与肾小管起始部相连。肾小管上连肾小囊下接集合管,为吸收机体需要的物质和排泄机体不需要物质的结构,也是依机体需要调节和保持内环境稳定的结构。肾小管部分位于肾髓质内,部分在皮质内。肾小管分成近、远两个曲管和其间的 U 形"直管"(髓襻)三部分,曲管居皮质,"直管"在髓质内。远曲小管末端通过连接小管与集合管相连接;集合管经沿途汇集后,连接于乳头管,开口于肾乳头孔。尿液至此已成终尿,汇入肾小盏。肾小管与集合管合称泌尿小管。肾单位仅包括肾小球和肾小管两部分,集合管不在其内。

什么是肾小管间质

在肾小球与肾小管之间存在着间质细胞、淋巴管、血管和神经及纤维结缔组织,统称为肾间质。肾间质在肾皮质中分布最少,近肾髓质后逐渐增加,在肾锥体的乳头部最为丰富。肾间质细胞能产生前列腺素等参与血压调节,收缩可促进尿液浓缩,还具有吞噬功能。由于肾小管、集合管和肾间质在解剖上和功能上关系极为密切,常难以完全分开,故其疾病常统称为肾小管间质疾病,其炎症又称小管间质性肾炎,如肾盂肾炎便可视为一种感染性小管间质性肾炎;肾移植后的排异反应,也可视为免疫性间质性肾炎等。

何谓下尿路

　　膀胱和尿道统称下尿路。肾盂在肾门处与输尿管相接。输尿管通过蠕动将尿液下送,并在膀胱底部斜向进入膀胱,此处结构发育不良、缺失或畸形,或受炎症破坏,可使尿液从膀胱反流至输尿管,形成反流性肾病。两侧输尿管开口和尿道内口三者之间区域称膀胱三角区。尿路刺激症状(尿频、尿急和尿痛等)主要是由该处炎症引起;又因尿道内口位置高于膀胱底部,所以该区尿液(包括血液、脓液和分泌物等)将最后排出,这是临床上取"终末尿"检查以了解膀胱三角区情况的原因之一。从膀胱至尿道外口间的管道称尿道。男性尿道较长,女性较短,这是女性易患尿路感染的原因之一。排尿时,存留于尿道的尿液将首先排出,这是临床上取"初始尿"检查以了解尿道情况的原因之一。膀胱的主要功能是贮存尿液,临床上取"中段尿"检查的目的是为了减少污染,了解肾、输尿管和膀胱的情况。与此相对应的上尿路,则是指肾和输尿管。

肾脏的主要生理功能是什么

　　肾脏的基本生理功能有三,即生成尿液、参与稳定机体内环

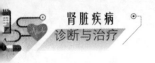

境和具有一些内分泌功能。这与中医学上"肾"的概念有很大不同，中医学上"肾"还包括生殖功能等。

尿液是如何生成的，肾小球滤过率有什么意义

尿液由滤过、重吸收、分泌、酸化、浓缩和稀释等过程生成。滤过是肾小球最主要的功能，临床上所称的肾功能通常就是指肾小球滤过功能。反映该功能的临床试验称为肾小球滤过率（GFR），其典型代表是内生肌酐清除率（Ccr），经体表面积校正后的正常值为 80～120 ml/min；由于血肌酐（Cr）浓度与 Ccr 成反比关系，故也能用血肌酐水平来反映 GFR，或由血肌酐值经公式计算出 Ccr。

何为肾小球滤过膜，有何作用

肾小球有一个由肾小球毛细血管内皮细胞、基膜和肾小囊脏层上皮细胞组成的滤过膜结构。此结构能使所流经血液中的水分、葡萄糖、小分子物质、无机盐等滤出，但限制了血细胞和大分子物质（如蛋白质）的滤出。产生这种选择性滤过的原因是由于肾小球滤过膜具有"屏障"作用。

滤过膜结构中的孔道系统构成了分子屏障，犹如筛子的筛孔，阻挡了血液中的大分子物质和血细胞的滤出。滤过膜带负

电荷,阻挡了带负电荷的蛋白质滤出,此为电荷屏障。任何屏障功能受损,均可导致肾小球性蛋白尿和(或)血尿出现。

肾小管有什么功能,可以测定吗

肾小管功能相当复杂,除参与生成尿液外,还参与维持机体内环境稳定,即能按机体需要进行重吸收、分泌、浓缩或稀释,以及酸化。因此,临床上可用尿比重(相对密度)、改良莫氏试验、血/尿渗透浓度测定等来反映肾浓缩和稀释功能;用尿糖最大重吸收量、肾性糖尿、肾小管性蛋白尿、尿 β_2 微球蛋白、尿酶等测定来反映近端小管功能;用核素肾图来反映肾血流量和分泌等功能;用尿 pH 值、血气分析、尿可滴定酸、尿氨、氯化铵负荷试验、碳酸氢钠负荷试验等来反映泌氢(酸化)功能。当然血、尿电解质(钾、钠、氯、钙、磷、镁等)和酸碱测定以及它们的排泄分数计算等也能反映肾小管功能。

为什么肾小管损害会使肾滤过功能下降

因为肾单位间互不相通,所以肾小球的毁损就必然导致相对应的肾小管萎缩;同理,肾小管的损害也使相应肾小球内压力变化等导致肾小球废弃;所以两者都可引起以氮质潴留为特征的肾清除率下降和肾小管功能受损,只是在发生的先后顺序和

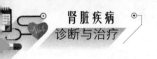

严重程度上有所不同。

肾脏有什么重要的内分泌功能

肾脏也是重要的内分泌器官。其主要的内分泌功能有：

（1）分泌肾素，参与肾素血管紧张素醛固酮（RAA）系统调节全身血压，所以肾脏疾病时常伴有高血压。肾内还有一个起局部作用的 RAA 系统，参与调节肾小球内血压、肾小球灌注和滤过，参与调节系膜细胞功能。

（2）肾内有 1α-羟化酶，使 25-羟维生素 D_3 变为活性更强的 $1\alpha, 25$-二羟维生素 $D_3[1, 25-(OH)_2D_3]$，以促进肠钙吸收，调节钙、磷代谢，此与肾功能受损后发生骨病有关。

（3）肾生成促红细胞生成素，促进骨髓干细胞转化和血红蛋白的合成，故肾功能不全时常有贫血。

（4）肾脏还分泌前列腺素、缓激肽类等物质参与血压调节；对胃泌素、胰岛素、甲状旁腺素等有降价灭活作用。

诊断肾脏疾病时需要做哪些检查

为什么常用尿常规作肾脏疾病的筛选检查,怎样留取尿常规标本

尿液常规也称尿液分析,因能反映大部分肾脏疾病和肾功能状态的基本信息,可为临床诊治和病程追踪随访提供重要线索或证据,简便易行且价格低廉,故是临床最常用和首选的检验项目。正确收集尿液标本对保证检验结果正确有重要意义。尿常规标本可分为晨尿和随意尿两种。由于晨尿浓缩度高,故检出阳性率较高;随意尿因采集方便,故多用于门诊。送检之尿液应务求清洁新鲜,存留时间过久的晨尿会影响检出结果。女性患者月经期不宜做尿液检查。

怎样留取 24 小时尿标本

24 小时尿液常为了解尿液化学和生化成分情况而留取。正确的留取方法为:

(1) 确定 24 小时的起始时间,例如当日清晨 6 时,排尿弃去。

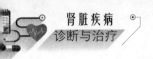

（2）此后 24 小时内每次尿液均应全部装入一个清洁容器内（容量应清洁干燥，不会与尿中成分发生反应，容量应＞3 000 ml。有些医院可提供，亦可自备）。

（3）至 24 小时终末，依上例为次日清晨 6 时，准时排尿，加入容器内。

（4）全量送检（部分医院要求患者自行称取净重，充分混合后取样送检）。

应当注意的事项有：

（1）按检验项目需要加入适量防腐剂，以防止细菌增殖影响检测结果，常用的防腐剂有盐酸等数种，通常由医院提供。

（2）尿量以 1 000～2 000 ml 为佳，此范围尿量检验精确度较高，故留尿日不宜大量饮水。

（3）受饮食、活动等影响，正常人每日尿液中化学和生化成分数值有一定波动，要得到可靠数据需连续测定数日后取平均值；患者受病情变化和治疗影响，故定期复查是很有必要的。

（4）特殊检查项目尚有相应的尿标本留取要求。

尿常规检查由哪些项目组成

尿常规检查一般应包括以下 3 组检查内容，即：

1. 尿液一般性状检查

（1）颜色和透明度：正常人新鲜尿液呈淡黄色、透明。

（2）相对密度（比重）：健康人波动范围可达 1.003～1.030，

通常为 1.010～1.020。

2. **尿化学检查**

(1) 尿酸碱度:尿液 pH 值受饮食等影响,可波动于 4.5～8.0 之间。

(2) 尿蛋白:正常人尿液中可有微量蛋白($< 140 \, mg/d$),常规中的定性检查应为阴性。

(3) 尿糖:正常人尿糖量极微($100～300 \, mg/d$),常规中的尿糖定性试验应为阴性,但饱餐后可为弱阳性。

(4) 尿潜血:正常人尿中无血红蛋白,尿潜血试验应为阴性,但本试验所用之方法极易受食用色素和药物及其代谢物影响,仅尿潜血阳性,无镜检血尿,无可致血红蛋白尿的相应疾病线索或证据时,并无临床意义,部分医院已将此项检查在尿常规内容中移除,以免误导患者。

(5) 尿酮体:正常人在非饥饿状态下,尿中无酮体,呈阴性反应。

(6) 尿胆原及尿胆红素:受饮食影响和饮水可呈阴性或弱阳性反应,如确为阳性则提示胆色素代谢异常,应做肝、胆和造血系统的相应检查。

3. **尿显微镜检查**

取新鲜尿沉渣滴于玻片上,在显微镜下观察以下内容:

(1) 红细胞:正常人尿中无或仅有微量红细胞($\leqslant 2$ 个/高倍视野)。

(2) 白细胞:正常人尿中可有白细胞 0～5 个/高倍视野。

(3) 管型:正常人尿中偶见透明管型,其他管型一般不应

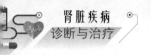
出现。

(4) 结晶:个别患者尿液中可检出药物或某些代谢物的结晶,此有助于临床诊断。

(5) 其他:包括脂肪滴、寄生虫及其虫卵、细菌或真菌等。

何谓尿色异常

正常的尿液在体内时应为无色、无臭、透明、澄清的液体,一经排出体外接触空气后,其中的尿色素、尿胆素和尿红质等物质即被氧化,形成淡黄色。其色泽深浅与尿量多寡有关。当尿液久置,因细菌增殖,盐类析出,可使尿液变浊,并由细菌将尿素代谢成氨而产生臭味。当尿色发生改变时称为尿色异常。常见的有:

1. 红色尿

(1) 血尿:当 1 000 ml 尿中含有 1 ml 血液,尿液便呈肉眼可见的红色,可为鲜红色(洗肉水样)至血色,称为肉眼血尿。此为泌尿系统出血的有力证据,见于外伤、泌尿系结石、肿瘤、结核、感染和肾炎等疾病;亦可见于出血性疾病,如过敏性紫癜;以及邻近组织器官疾病的侵犯或累及。

(2) 血红蛋白尿:尿色呈酱油色,尿潜血阳性,尿镜检无红细胞,经尿血红蛋白测定可证实;见于各种原因引起的溶血。

(3) 色素尿:尿液被其中所含的红色化学物所染而成,如口服利福平等药物、大量进食甜菜和静脉注射酚磺酞等。

2. 白色尿

(1) 乳糜尿：当尿中混有淋巴液时，因淋巴液中含有大量脂肪微粒，则可使尿液混浊并呈乳白色，故称乳糜尿。乳糜尿常伴血尿，故静置后可分层，脂质在上，尿液及淋巴液居中，而含血细胞的部分呈粉红色居下。若尿乳糜试验呈阳性反应和苏丹 Ⅲ 染色见红色脂滴便可确诊。常见于丝虫病引起的淋巴管阻塞。

(2) 脓尿：尿液中含有大量脓细胞时也可呈乳白色，见于泌尿系统严重的化脓性感染，如肾盂肾炎、膀胱炎和淋球菌性尿道炎等。

3. 黄色尿

(1) 胆红素尿：当尿中含大量胆红素时，尿液呈深黄色至黄褐色，常为肝病或胆道梗阻性疾病所致。

(2) 尿液被黄染：见于服用复合维生素 B、维生素 B_2、小檗碱或呋喃类等药物时。

4. 绿色或蓝色尿

(1) 蓝色尿：见于口服氨苯蝶啶和应用亚甲蓝时。

(2) 绿色尿：如严重的阻塞性黄疸时，尿中胆绿素增多，尿可呈暗绿色。

尿液浑浊是何原因

常见原因有：

(1) 尿中盐类结晶析出：如尿中含有大量磷酸盐、碳酸盐，在

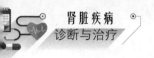
碱性尿液中可结晶析出沉淀,使尿呈灰白色。特别是在冬季或儿童尿在地面上,更易发生白色结晶体析出。如果怀疑尿中蛋白与盐类结晶混合存在时,可在尿中加入几滴醋酸并加热,盐类结晶可溶解,使尿液恢复澄清;如果是蛋白质,加酸后尿液仍然浑浊并可沉淀。

(2)脓尿:严重尿路感染时,尿中有大量细菌、白细胞、脓细胞、红细胞等,致使尿液浑浊。

(3)乳糜尿:见上一问题"尿色异常"。

(4)其他:尿标本放置时间太长,尿液被细菌污染也可引起尿液浑浊。因尿浑浊而求医者,常以为这是蛋白尿,其实蛋白尿并不会使尿液浑浊,犹如置蛋清于水中,可起泡沫,但仍是透明的。

泡沫尿提示什么

若将正常尿液排入容器内,可激起一层细小的水花,但数秒内即可消散;当有蛋白尿时,蛋白质使尿液的表面张力增加,所激起的泡沫大而且多,长时间不能消散。所以,有经验的肾病患者常通过观察泡沫尿的变化,来推断蛋白尿的增减。这说明泡沫尿是蛋白尿的一个特征。但不能泛化为泡沫尿即蛋白尿,临床上可形成泡沫尿的原因还有胆红素尿等多种,犹如啤酒有泡沫,有泡沫的不一定都是啤酒。

尿相对密度测定和尿渗透浓度测定有何意义

尿比重(相对密度)反映单位容积的溶液(水和溶质)和同容积的纯净水间重量的比值,渗透浓度则反映单位重量(或容积)溶液中溶质分子和离子的总数目,即溶质数的浓度,由于溶质数对晶体渗透压起决定性作用,所以称为渗透浓度,单位是 $mOsm/(kg \cdot H_2O)$。用于尿液检查可分别反映尿中溶质重量和数目的状态,间接地反映了尿液被浓缩或被稀释的状态,也就反映了肾小管的浓缩和稀释能力。尿相对密度易受大分子物质(如蛋白质)影响,而渗透浓度则不受此影响;鉴于肾小管转运的主要是小分子溶质和水,所以渗透浓度较密度更能反映问题的本质。密度和渗透浓度都是描述溶液特征的方法,比如我们描述一轮车载重 5 000 kg 和乘员 50 人一样,各有用处。

正常人尿液相对密度可在 1.003～1.030 间变动,临床上常将相对密度用于尿常规,如多次检查尿相对密度过低或接近于固定,应考虑可能存在肾功能减退;还用于改良的莫氏试验等检查。

渗透浓度测定则包括:血渗透浓度(Posm)正常为 280～295 $mOsm/(kg \cdot H_2O)$;尿渗透浓度(Uosm)正常为 40～1 400 $mOsm/(kg \cdot H_2O)$,禁水 8～12 小时后应 > 600～800 $mOsm/(kg \cdot H_2O)$;渗量比(Uosm/Posm)为 1.3～4,禁水后应 > 2.3;自由水清除率为 -25～-100 ml/min 等来反映肾浓缩能力,较尿相对密度检查更精确可靠。

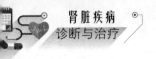
尿 pH 值测定能反映什么问题

正常新鲜尿液多为弱酸性,pH 值常介于 5.0~7.0,随机体代谢状态和饮食变化,可在 4.5~8.0 波动。多进食肉类等高蛋白食物时尿液偏酸性;多进食果蔬时尿液偏碱性。当患者有代谢性或呼吸性酸中毒时,尿液常呈酸性反应。若有酸中毒(血 pH 值 < 7.35)而尿 pH 值不能相应降低,便提示肾小管酸化功能减退,如肾小管性酸中毒等。

尿糖阳性见于哪些情况

正常人尿液中葡萄糖含量极微,故尿糖定性试验呈阴性结果;当血糖 > 9.5 mmol/L(170 mg/dl)时,尿中可出现葡萄糖,此即所谓为"肾糖阈"。若测尿糖为"+"或 24 小时尿糖定量 > 5.0 mmol/d(900 mg/d),即可视为糖尿。糖尿可见于:

(1) 糖尿病:有高血糖史和(或)糖耐量异常。

(2) 肾性糖尿:主要见于近端肾小管对葡萄糖重吸收功能减退的疾病,如原发性肾性糖尿、范可尼综合征等。

(3) 生理性糖尿:饱餐后、妊娠期或哺乳期的妇女(应除糖尿病外)、精神高度紧张、食用或注射葡萄糖过多等可有暂时性糖尿。

(4) 继发性或症状性糖尿:甲状腺功能亢进、颅脑疾患、胃肠道疾病、某些药物(如皮质激素、避孕药和噻嗪类利尿剂等)也可引起血糖升高而致尿糖阳性。

健康人尿中有蛋白吗,蛋白尿是怎样产生的,怎么分类

健康人血中的小分子蛋白质可由肾小球完全滤出,其中绝大部分在近端肾小管被重吸收,仅有极微量存留于尿中,加上肾小管分泌的蛋白,总量应在 140 mg/d 以下,尿常规中的蛋白定性试验已不能测出,故应为阴性。当尿常规检出蛋白或 24 小时尿蛋白定量 > 140 mg/d 时,即为蛋白尿。按其来源,蛋白尿可分为:

(1) 肾小球性蛋白尿:即蛋白尿源自肾小球滤过膜分子屏障和(或)电荷屏障被破坏的各种肾小球疾病。

(2) 肾小管性蛋白尿:肾小管重吸收功能障碍,或本身分泌的蛋白增多而引起的蛋白尿,称肾小管性蛋白尿。

(3) 溢出性蛋白尿:当血中有异常蛋白质增多,经肾小球滤过,但未能被肾小管完全重吸收,而从尿中排出形成的蛋白尿称溢出性蛋白尿。

(4) 分泌性蛋白尿:见于肾远曲小管和集合管受损伤时形成的蛋白尿。

(5) 组织性蛋白尿:各种原因肾组织破坏后细胞质中酶及蛋白质释出所形成。

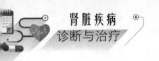

（6）假性蛋白尿：留取尿液时受泌尿系以外来源的蛋白质污染所致，常见的有经血、白带、邻近部位创伤或炎性分泌物等。

临床上可出现两种或以上蛋白尿并存的情况，如肾小球、肾小管同时受损害，表现为大、中、小分子蛋白都有的混合性蛋白尿。

尿蛋白越多病情就越严重吗

一般而言，蛋白尿越重，临床症状也相应较重；滤过蛋白质越多，肾小管负荷越重，后果也相应较严重；这是临床医师尽力降低患者尿蛋白量的一个原因。但是从病理类型、病程长短、对治疗反应、远期效果以及最终转归来看，许多大量蛋白尿者，来势虽凶猛，但病理损害轻微，对治疗反应良佳，病程相对短，预后良好甚至痊愈；有不少患者起病时尿蛋白虽不多，症状轻微，但病理损害却较重，对治疗反应不佳，病程迁延反复，最终步入尿毒症行列。所以，尽管尿蛋白的多寡与临床症状之轻重有些关联，但与病理、病程、治疗反应和预后缺乏紧密联系。所以切莫忽视少量蛋白尿，应及早诊治；有指征者宜尽早做肾活检，根据病理发现指导临床乃上乘之选。

尿蛋白定性结果与尿蛋白定量有关吗

尿常规中的尿蛋白定性试验是一种半定量试验，反映的是蛋白在该次尿中的浓度。粗略地说,尿蛋白"+"相当于 30 mg/dl 蛋白质,尿蛋白"++～++++"分别相当于 100 mg/dl、200 mg/dl 和 > 300 mg/dl 蛋白质;若以患者排尿 1.5 L/d 计,则分别相当于 0.45 g/d、1.5 g/d、3.0 g/d 和 > 4.5 g/d。这与实际情况有一定差距,主要因为蛋白尿增多以后,患者尿量有所下降;一般而言,蛋白尿"+++"时定量为 3～4 g/d,蛋白尿"++++"时定量为 > 4 g/d。尿蛋白定量主要反映 1 天内蛋白排出的总量,它避免了因尿量多少、饮水情况和昼夜尿浓缩程度不同等影响,还在测定中可反映出较细微变动和 0.5 g/d 以下的具体数值。应该说,定量试验颇具优点,但也有留取麻烦、影响出行、携带不便,以及对实验室要求较高等缺点。

大量蛋白尿患者该吃多少蛋白质为好

当肾小球滤过膜受损,血浆蛋白漏出,形成蛋白尿,受损愈重蛋白尿愈多。漏出量的多少还与血浆蛋白浓度有关,血浆蛋白越高,漏出越多;反之血浆蛋白越低,漏出也相对较少。对于肾病综合征患者,现不主张进食过多蛋白质,以减轻肾脏负担,不使血浆蛋白提高太多,减少漏出。漏出之蛋白质对肾脏有毒性作用。也不主张进食蛋白质过少,因为血浆蛋白严重低下时,虽漏出蛋白质减少,但这并不代表病情缓解。严重的低蛋白血症将加重水、钠潴留,引起一系列病理生理改变,重者亦可致死。那么,大量蛋白尿患者该吃多少蛋白呢? 一般主张以勿使血浆

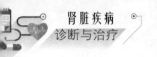

蛋白过低(血白蛋白 > 30 g/L),没有严重水潴留为宜,约每天每千克体重进食蛋白质 1 g。

测定尿白蛋白肌酐比有何意义

从肾清除率角度来看,假定患者白蛋白与肌酐一样可完全被滤出的话,这个尿白蛋白肌酐比(uAIb/uCr)的值就反映患者滤出或漏出的白蛋白有多少比例被重吸收或多少比例被排泄。实际上,白蛋白是不可能与肌酐一样完全滤出的,所以这个比值更重要的是说明了蛋白质丢失的程度。由于反映尿液蛋白质浓度的蛋白定性试验受尿液浓缩程度影响,而反映蛋白质丢失总量的定量试验又不方便实施,而本项检查只需要随意尿,对门诊患者极为方便。此外,患者蛋白尿逐步减少并不一定反映病情好转,如滤过膜不断被毁损,有功能面积不断缩小,蛋白尿也会减少。本检查可通过测定尿肌酐值,可校正因滤过功能下降而导致的误判。最后,只要实验室水平可靠,本检查明显优于尿常规中的蛋白定性试验,可以及早地发现那些尿常规蛋白阴性而实际上是有蛋白尿的患者,使其获得早期诊治。应当指出的是,由于人们每天的饮食和活动并非一成不变,本试验结果也会有波动,所以,多次复查和定期随访也是很必要的。

出现蛋白尿就是患病了吗

应该说绝大多数蛋白尿是病理性的,但也有一些是生理性蛋白尿。生理性蛋白尿又称良性蛋白尿或暂时性蛋白尿,日常生活中如受到一些刺激(如寒冷、发热、疼痛、姿势、运动等),可引起蛋白尿,刺激去除后,蛋白尿即消失。姿势性的又称体位性蛋白尿,运动引起的又称运动性蛋白尿,常见于青少年,其尿蛋白定性常为"＋"或"＋＋",而定量结果仅轻度增高。有时生理性蛋白尿与病理性蛋白尿间的界限是很难划清的,曾有报道,对上百例临床诊断为生理性蛋白尿的患者 30 年后进行复查,近 50％被肾活检证实为肾炎。因此,对所有临床诊断为生理性蛋白尿的患者,都应长时间定期随访,以便能及时纠正诊断和施以适合的治疗。

可引起蛋白尿的全身性疾病有哪些

蛋白尿如同发热、水肿等一样,仅是疾病的一种临床表现。蛋白尿固然多见于泌尿系统疾病,但全身性疾病中并非少见。将注意力仅集中于肾炎等泌尿系统疾病上实为医者与病家之大忌,应更注重于从临床表现及其他检查中寻找和发现线索或证据,以免延误诊断。可引起蛋白尿的全身性疾病极多,不下百余

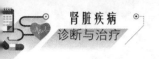

种,其中较常见的有过敏性紫癜、系统性红斑狼疮、妊娠高血压、原发性高血压、肾小动脉硬化、糖尿病、多发性骨髓瘤、血管炎,以及肾淀粉样变等。

尿酮阳性说明什么

尿酮阳性主要见于糖尿病酮症和饥饿性酮症。前者为糖尿病的严重并发症之一,后者可见于各种原因的进食过少或不能,例如饥荒(包括战争和严重自然灾害)、妊娠反应、厌食(包括极度减肥所致厌食和神经性厌食)、口腔疾病、食管癌和各种原因的消化道梗阻、严重呕吐、昏迷、严重的全身疾病消耗过大而补充不足等。

何谓血尿,如何分类,怎样做尿三杯试验

血尿是指尿中红细胞数超过正常。通常将肉眼能见的血尿称为肉眼血尿,肉眼观察不到而仅显微镜下可发现红细胞数增多者称镜下血尿。正常人尿液镜检每高倍视野可见到0~2个红细胞,记作0~2个/HP。离心后红细胞数若 > 3个/HP,即为血尿。

血尿程度取决于尿路出血量和出血速度,快速大量出血可发生出血性休克,蜂拥而至的血液可在输尿管等部位凝结成块,

如被后续的血液、尿液冲刷而下,便可在尿中见到输尿管管型或血凝块。临床上可按学科属性将血尿分为外科性血尿和内科性血尿,前者指需要或部分需要外科处理的血尿,如创伤、结石和肿瘤等,伴血凝块的血尿以外科性血尿为多;后者指无须或不能手术处理者,如肾炎等。

依据血尿在排尿过程中出现的情况可分为初始血尿、终末血尿及全程血尿三类,可用尿三杯试验区分。检查时在一次排尿过程中用三个杯子分别盛取初始、终末和中段尿液各 10 ml,同时送检。阳性结果分别提示尿道、膀胱底部和尿路其余部位出血,有定位价值。

用相差显微镜检查尿红细胞的异形率,可将血尿大致分为肾小球源性和非肾小球源性两类。

血尿并非全是病理性的,部分人在某些状况下可出现生理性血尿,比较公认的判断标准是:取 10 ml 尿液,1 500 转/分离心,5 分钟后取沉渣涂片,在 400 倍显微镜下观察,见到红细胞 > 10 个/HP 者为镜下血尿,5～10 个/HP 为可疑,< 5 个/HP 为生理性血尿,< 3 个/HP 为正常。

尿沉渣镜检红细胞或白细胞"十"数与定量有何关系

临床检验中,尿液镜检白细胞和红细胞数常以"十"作半定量报告,一般以每高倍视野 6～10 个为"十";11～20 个为"十十";21～40 个为"十十十";大于 40 个为"十十十十"。

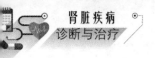
尿液呈红色是否就是血尿

尿色发红可见于下述情况,需结合临床表现和化验检查确定:

(1) 血尿:显微镜下尿红细胞数 ≥ 3 个/HP,或每毫升尿液红细胞数 > 8 000 个时便称血尿,但一般仍不见红色;当 1 000 ml 尿液中有 1 ml 血液时,尿才呈红色。

(2) 血红蛋白尿:常见于血型不合的输血、蚕豆病、恶性疟疾等溶血性疾病,患者血液中的红细胞遭到大量破坏,发生血管内溶血,使血浆中游离血红蛋白升高,进入肾脏,产生血红蛋白尿所致。血红蛋白尿时尿潜血呈阳性,镜检无红细胞;判读时需排除食用色素和药物的影响。

(3) 色素尿:摄入某些食物或药物如甜菜根、氨基比林、酚磺酞或大黄等可出现红色尿。这些情况的尿液与血尿不同,其尿潜血或可阳性,但镜检应无异常发现。

(4) 假性血尿:月经,子宫、阴道出血或痔核出血及其他人为因素使血液混入尿液,镜检如同血尿。所以,当发现尿色呈红色时应及时就医,及时解惑释疑或及早发现和诊治相关疾病。

血尿主要可由哪些疾病引起

起可引起血尿的疾病极多,无法逐一列举。现分类简述于后:

(1) 泌尿系统疾病:约占 95％,其中 50％以上是由肾小球疾病、感染(包括结核)和泌尿系肿瘤所致。包括:①肾小球疾病;②肾小管间质疾病;③肾血管疾病;④囊性肾脏病;⑤感染;⑥肾及膀胱肿瘤;⑦泌尿系统器官创伤;⑧泌尿系结石。

(2) 全身性疾病:包括①血液病。如血小板减少性紫癜、过敏性紫癜、血友病,用肝素或华法林抗凝治疗的患者也可发生血尿;②心血管疾病:如高血压肾小动脉硬化、血管炎、感染性心内膜炎等;③结缔组织疾病:如系统性红斑狼疮、结节性多动脉炎等;④感染性疾病:如败血症、钩端螺旋体病、流行性出血热、白喉、猩红热等。

(3) 其他:包括运动性血尿、肾下垂、药物或化学物品引起的血尿和经反复检查病因未明的"特发性血尿"等。

发现有血尿通常还需做哪些检查

一般来说,内科疾病引起的血尿多数是肾脏疾病所致,结合患者有水肿、高血压及肾功能减退;或者在血尿的同时,兼有蛋白尿、管型尿等,应当首先考虑肾脏疾病,最常用的检查是尿常规、血常规、24 小时尿蛋白定量、尿白蛋白肌酐比(uAlb/uCr)、肾功能测定、超声波检查,然后考虑是否应施行做肾活检术。如以尿路刺激症状起病,应做尿常规、血常规、尿细菌学检查,寻找可能的病因或诱因,确定是否存在肾盂肾炎等。如有肾绞痛、无痛性血尿等外科性血尿线索时应按外科性血尿进行筛选,常先做肾脏超声、泌尿系造影和(或)CT、尿结核菌和脱落细胞等检查。

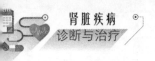

哪些类型的肾炎较易发生血尿

几乎所有肾炎均可发生程度不等的血尿,但以增生性为突出。主要有:

(1) 增生性肾小球肾炎:如急性链球菌感染后肾小球肾炎、新月体性肾小球肾炎、IgA 肾病、系膜增生性肾小球肾炎和系膜毛细血管增生性肾小球肾炎等。

(2) 其他原发性肾小球疾病:局灶性肾炎也常出现血尿;局灶性节段性肾小球硬化症半数以上也发生血尿;膜性肾病亦有 1/3 患者有血尿,以及良性复发性血尿等。

(3) 继发性肾小球肾炎:如狼疮性肾炎、紫癜性肾炎等。

(4) 薄基膜肾病:即良性家族性血尿,本病多见于儿童,表现为单纯性血尿,肾功能正常,肾组织在光镜和荧光镜下正常,电镜下所测肾基膜厚度为 153～213 nm[正常(350±43)nm]。

(5) 遗传性肾炎:常见的类型又称 Alport 综合征,是一种家族遗传性疾病,除血尿外,常有高频缺失性神经性耳聋、眼晶状体异常和进行性肾衰竭等。

什么叫特发性血尿

6%～8%的血尿患者始终查找不到可确定的病因,称为特发性血尿。其病因可能是微小结石、肾局灶性炎症、肾微小血管病损或早期肿瘤等。但需注意追踪观察,有研究者对 500 多例不明原因的镜下血尿患者随访 3 年,有 22 例终于查到了病因,足见长期随访的重要性。

什么叫脓尿,存在白细胞尿是否即为尿路感染

脓尿和白细胞尿是类似名称。在实验室诊断中将变性的白细胞称为脓细胞,因为脓细胞的存在并不一定代表比白细胞更严重,故临床工作中较普遍使用白细胞这一名称。经典的方法是计算离心后尿沉渣悬浮液中每高倍视野中的白细胞数,超过 5 个者称为脓尿,也可称为白细胞尿。大多数尿路感染者都有白细胞尿;少数没有症状及白细胞尿者,其尿液培养证实有菌,称为无症状菌尿症;也有患者有明确的白细胞尿,但并非尿路感染,如系统性红斑狼疮活动期。因此,白细胞尿仅是诊断尿路感染的条件之一。

留取尿液标本检查尿白细胞时要注意些什么

(1) 留尿液标本时,女性宜清洁外阴,避免混入白带。

(2) 标本久置,使尿中白细胞被破坏,影响检查结果。故不主张患者携带尿液标本去医院检查,而应该在医院留新鲜中段尿。

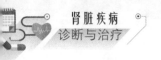

（3）白细胞尿可呈间歇性，所以一次检查不易定论，宜多次重复尿液检查来提高准确性。

（4）变形杆菌、克雷伯杆菌和铜绿假单胞菌感染时，尿液呈碱性，白细胞被破坏，可呈假阴性；故尿液培养获此类细菌生长时，即便没有脓尿，也应判定为真性尿路感染。

（5）尿液镜检时发现鳞状上皮细胞，提示已被污染，应重新留样检验。

什么叫管型，正常人尿中有管型吗，管型尿有什么临床意义

管型是尿液中的蛋白质、细胞及其碎片在肾小管内凝聚而成的圆柱状体。可分为透明管型、细胞管型（可分为红细胞管型、白细胞管型、小圆细胞管型）、颗粒管型（分粗、细两种）、蜡状管型和肾衰管型等。形成管型的条件首先是尿中要有蛋白质和细胞及其碎片等物质存在，在肾小管腔中的酸性、高渗环境下凝结塑型而成。其次是肾小管腔液的流速，流速快则还未形成管型已被冲掉；只有当尿流慢，并处于高度浓缩和酸性环境里才容易形成管型。

正常人尿中可偶见透明管型，通常不应出现其他管型。当12小时尿沉渣计数超过 5 000 个，或尿沉渣镜检管型增多，或出现多种管型者称管型尿。

主要临床意义有：红细胞管型提示血尿来自肾实质，是诊断急性肾炎或慢性肾炎急性发作的有力证据；白细胞管型可见于

肾盂肾炎;颗粒管型见于各种肾小球肾炎和肾小管炎症、损伤等;蜡样管型见于慢性肾功能不全;粗大的上皮细胞管型见于急性肾小管坏死;脂肪管型见于肾病综合征等。

怎样做尿细菌学检查,留取尿液标本时要注意什么

尿细菌检查是确诊尿路感染的主要手段之一,临床常用的有:①尿沉渣涂片:留取新鲜尿直接显微镜下找细菌。②清洁中段尿细菌培养和菌落计数:根据尿液细菌的菌落数来判断,具有确诊意义,对选择抗生素、判断复发或再感染有重要指导意义。

做尿细菌学检查需注意:

(1) 容器需清洁、干燥和无菌。

(2) 取尿前应洗净女性外阴部或男性包皮,用新洁尔灭消毒尿道口周围,稍干后取中段尿(弃去前段和后段尿液)置于灭菌容器内,紧塞后即行送检;女性患者应避开月经期。

(3) 以晨尿为佳,阳性率较高。

(4) 标本需新鲜,若留置时间长,易受污染造成假阳性。

(5) 若患者已用抗生素,需停药 5 天以上才能做尿细菌学检查。

尿脱落细胞学检查可诊断哪些疾病

尿脱落细胞学检查曾广泛用于泌尿系统肿瘤的筛选,因有

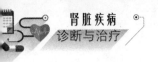

一定局限性,难以做到早期诊断,在影像技术高度发展和广泛应用的今天,似已不被重视。但此法无痛苦,标本采集方便、简单,价格低廉,故并未被完全放弃。在尿沉渣中除发现肿瘤脱落细胞外,还可存在来自阴道表层和尿道前段的上皮细胞,来自肾盂、输尿管及膀胱的移行上皮细胞和来自肾小管的小圆上皮细胞等。本检查要求收集 200～300 ml 尿液。

常用的肾功能检查有哪些

临床最常用的肾功能试验主要有:

(1) 肾小球滤过功能:①血尿素氮(BUN)测定;②血肌酐(Cr)测定;③血尿酸(UA)测定;④血 β_2 微球蛋白(β_2MG)测定;⑤内生肌酐清除率(Ccr)。

(2) 近端小管功能:①酚磺酞排泄率(PSP);②尿糖;③尿溶菌酶;④尿 β_2 微球蛋白。

(3) 远端小管功能:①尿相对密度;②尿渗透浓度;③尿浓缩试验;④尿酸化功能。

(4) 放射性核素检查:①肾血流量;②肾小球滤过率。

为什么要以血肌酐来评价肾功能

血肌酐(Cr)是肌肉代谢的终末产物,可完全滤过,不被肾小管重吸收,正常时几乎不被肾小管排泌,又因人体肌容积相对恒定而使肌酐生成水平较恒定(内生肌酐),故可用其代表肾功能。在数学模式中血肌酐与内生肌酐清除率成反比关系,因此,可用血肌酐计算出内生肌酐清除率。

血尿素氮测定有何意义

尿素是人类蛋白质代谢的终产物,测定尿素中氮量的检验方法叫尿素氮测定,临床常用的是血和尿的尿素氮(BUN 和 UUN)测定。由于肾是人类排泄尿素的最主要器官,测定方法又较方便和稳定,所以被广泛用于肾功能测定。BUN 测定与 Cr 相比,干扰因素更多,比较常见的有:发热、甲状腺功能亢进等分解代谢亢进状态、消化道出血及高蛋白饮食等经胃肠道吸收增加,均可引起 BUN 升高,长期低蛋白质饮食和营养不良可使 BUN 下降。尿素及尿素氮亦可计算清除率,但意义远不及内生肌酐清除率(Ccr)重要。由于 BUN 和血 Cr 同为肾功能指标,两者有很好的相关性,如果 BUN 明显高于血 Cr,应该查找饮食、消化道出血等原因。

血尿酸测定为何也属肾功能试验

在人类,尿酸(UA)是嘌呤核苷酸代谢的终产物,核酸主要

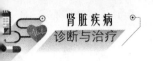
存在于细胞核内。当核酸代谢亢进时,如患有恶性肿瘤、慢性炎症、风湿病时,血尿酸会增高,当大量摄入高嘌呤食物,如肉类、豆类和海鲜等,也可引起血尿酸增高。嘌呤在肝脏代谢成尿酸,通过肾排出。由于平时嘌呤代谢也较稳定,故可作为肾功能指标。这在孕妇中特别重要,因为血肌酐在妊娠时有所下降而掩盖了轻微的肾功能变化,而尿酸却显得较为稳定,所以妇产科医师常用此作妊娠毒血症的指标。尿酸在肾排泌过程很复杂,受血容量影响,所以外科医师有时也用血尿酸作为血容量评价的参考指标。

怎样测定内生肌酐清除率

内生肌酐清除率(Ccr)用于评价肾功能,比血肌酐(Cr)和血尿素氮更为敏感,标准的 Ccr 测定方法为:试验前 3 天禁肉食,每日摄入蛋白质在 20 g 或以下,第三天晨开始收集 24 小时尿液,第四天晨抽血,血和尿标本同时送检(以减少实验误差)。根据患者的血 Cr、尿 Cr 和尿量可计算出患者的 Ccr。由于人体肌肉量与体表面积有关,根据患者身高和体重可查表得出体表面积,与标准体表面积(1.73 m²)相比,得出校正的 Ccr,可代表肾小球滤过率(GFR)。前已提及也可以根据公式由血 Cr 求得 Ccr,虽然不及测定可靠,但方便得多,尤其在尿毒症等尿量过少时更具优点。无论标准方法或公式推演,均需素食 3 天,以获得内生肌酐值,否则测定所得仅为 Cr 值,演算结果称肌酐清除率,与 GFR 差异更大。

二氧化碳结合力也算肾功能检查吗

二氧化碳结合力(CO_2CP)是测定血浆中碳酸氢根(HCO_3^-)含量的一种方法。直接测定其含量比较困难,临床常用的是间接测定法,正常值为 22.45~33.68 mmol/L。肾脏具有的调节酸碱平衡的功能,可通过肾小管排泌氢离子以排酸,重吸收碳酸氢钠以保碱来实现的。当发生肾功能不全时,酸性物质潴留在体内,便会发生代谢性酸中毒。

血和尿 β_2 微球蛋白检查有什么临床意义

β_2 微球蛋白(β_2MG)属小分子物质。健康人体产生游离的 β_2MG 量相当恒定,进入血液循环后 100% 从肾小球滤过,约 99.9% 由近曲小管上皮细胞以胞饮形式重吸收,返回血中,仅 0.1% 由尿中排出。如果肾功能受损,滤过减少,而肾小管重吸收未下降,则血 β_2MG 增高 (> 0.2 $\mu g/ml$),尿 β_2MG 正常或不增高。如果肾小球正常,近端肾小管受损,将会出现尿 β_2MG 升高 (>370 $\mu g/d$)。如肾小球和肾小管均受损,将出现血和尿 β_2MG 均升高的现象。这样就有助于区分肾小球、肾小管或小球小管均受损这三种情况。此外,血和尿 β_2MG 的变化先于肌酐出现,这对临床观察药物肾毒性和肾功能变化有预示和警示作用。

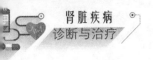
与肾脏疾病有关的影像学检查有哪些

(1) 超声检查:B超和(或)彩超泌尿系及其邻近器官探测、超声多普勒探测肾血管与血流、超声导引下肾活检术(超声介入)等。

(2) X线检查:①尿路平片(KUB);②静脉肾盂造影(排泄性尿路造影,IVP);③逆行肾盂造影;④肾动脉造影;⑤膀胱造影;⑥放射介入导引下肾活检等。

(3) CT(计算机体层扫描)检查:包括泌尿系平扫与增强、尿路成像(CTU)和肾血管(动脉和静脉)成像(CTA)等。

(4) 磁共振成像(MRI)检查:包括泌尿系器官及血管成像(MRU, MRA)等。

(5) 核医学检查:①放射性核素肾图;②泌尿系扫描与成像;③放射性核素肾血流量和肾小球滤过率测定;④放射免疫测定,如肾素、血管紧张素、醛固酮、甲状旁腺素(PTH)等;⑤单光子计算机体层扫描(PET—CT)成像等。

肾脏B超检查有什么临床价值

肾脏B超检查是一种无创性检查,具有直观、简易、方便的特点,在肾功能减退时,亦不受限制,为临床首选和应用最广的影像技术。它可用于：

（1）测定肾脏大小和位置。

（2）探测肾脏占位性病变。可发现＞1.5 cm 的肾内囊性或实质性占位病变。

（3）肾结石。能探测发现可透和不透 X 线的结石，灵敏度较好，可靠性也不错。

（4）肾积水。确定有无肾积水，提示梗阻部位。

（5）可查出肾先天性畸形，如独肾、异位肾、肾发育不全、马蹄肾、重复肾等。

（6）可发现肾周围脓肿或血肿和肾内脓肿。

（7）可引导肾活检，提高肾穿刺成功率和减少并发症。亦可引导经皮肾盂穿刺造影放置引流管、导引肾囊肿穿刺减压等。

（8）观察前列腺情况和测定膀胱残余尿。

（9）移植肾探测。

B 超检查也有其局限性，如不能判断肾功能、不能发现较小的实质性占位病变、对多种炎症性病变并无阳性发现等，探测结果受肥胖、胃肠道气体积聚等因素干扰。

X 线尿路平片可辅助诊断哪些疾病

尿路包括双肾、输尿管和膀胱，故 X 线尿路平片也称 KUB 平片，可帮助了解以下内容：

（1）肾脏位置、大小及形态（包括轮廓）改变，肾周脓肿或血

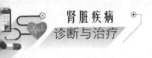

肿等。

（2）可发现尿路任何部位的不透光结石以及各种原因引起的肾钙质沉着，包括肾结核、肾癌及代谢性钙化等。

（3）作为造影(IVP)的对照。

为什么要做 X 线静脉肾盂造影

X 线静脉肾盂造影(IVP)系指经静脉注射显影剂，通过肾排泄到尿路，观察肾实质、肾盂肾盏、输尿管及膀胱的一种全尿路病变检查方法，也称排泄性尿路造影。因造影剂注射后先经肾小球滤过，再经肾小管浓缩后成像，故可间接了解肾脏的滤过功能和浓缩功能，能清楚地显示肾盂、肾盏及输尿管和膀胱的形态，可观察到尿路梗阻部位及原因；能显示尿路结石造成的造影剂充盈缺损；对肾结核、慢性肾盂肾炎、肾盂肿瘤所致的肾盂肾盏破坏也各有其特征性改变。此外，对肾实质肿瘤、囊性肾病、独肾、肾下垂也有重要诊断意义。由于高渗性造影剂在肾内浓缩，故有损害肾功能之可能，已有肾功能不全的患者因浓缩能力下降，故成像不清晰，必须进行者可用双倍剂重和大剂量造影剂成像，但更易加重肾损害。所以，已有肾功能不全者应谨慎施行此项检查，血肌酐 > 250 μmol/L 者禁用本检查。此外，多发性骨髓瘤等患者也不宜做此项检查。

肾 CT 检查有何意义

CT 对肾脏位置、形态、轮廓、占位性病变(囊肿或实质肿块)等均可提供精确可靠的信息,是一项有价值的诊断技术。常用于:

(1)疑有占位病变者一般应作平扫和增强扫描,对肾癌、肾血管平滑肌脂肪瘤(错构瘤)等的诊断很有价值。

(2)对肾囊肿、多囊肾、海绵肾、肾盂旁囊肿等囊性肾病有极高诊断价值。

(3)可清晰地显示肾损伤部位及肾周、肾旁疾病和包膜下血肿等。

(4)可显示慢性肾盂肾炎的瘢痕。

(5)显示积水和梗阻部位及性质,如结石、后腹膜淋巴瘤压迫输尿管等。

(6)CT 血管成像可以清楚地显示肾动脉狭窄和肾静脉血栓形成等病变,CT 尿路成像可以立体显示整个泌尿系,并可将病变旋转至最易判断的角度,提高了诊断的可靠性和准确性。

肾磁共振成像检查有什么意义

磁共振成像(MRI)检查能较好地兼顾密度分辨率和图像分

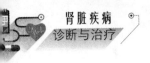

辨力,故可清晰显示皮、髓质及其分界;可清楚地显示肾周间隙,
区分血液或尿液;能更好地显示后腹膜淋巴结和肾盂旁囊肿。
MR 血管成像对识别癌栓和血栓优于 CT 血管成像。MRI 能显
示囊肿和实质肿块,并有助于恶性肿瘤分期,但对不同组织类型
的实质性肿块(如原发或继发)的鉴别尚有困难。MR 尿路成像
效果与 CT 尿路成像相似。

放射性核素肾图能了解什么

静脉注射放射性核素示踪剂后,分别在两侧肾区记录放射
性变化所得的图像,称为放射性核素肾图。正常肾图可反映两
肾肾内和肾外血管床及肾功能情况、肾血浆流量和肾小管重吸
收及分泌功能和上尿路通畅情况。常用于了解肾缺血、上尿路
梗阻和肾功能受损情况。肾图检查诊断符合率约 80%,对诊断
尿路梗阻较静脉肾盂造影简便廉价,是一项方便的分侧肾功能
测定技术,对肾血管性高血压(如肾动脉狭窄)的检出率达 80%。

放射性核素肾显像能反映什么问题

放射性核素肾显像能显示双肾形态、位置、大小及肾内占位性
病变,同时还能测定分侧的肾小球滤过率和肾有效肾血浆流量等。
(1) 肾血流及功能显像:可测定肾小球滤过率(GFR)和肾血

浆流量(RPF),还可用于辅助诊断肾动脉狭窄、肾占位性病变、尿路梗阻,以及移植肾功能监测,包括移植肾血管阻塞、急性肾小管坏死及急、慢性排异等。

(2) 肾静态显像:适用于观察肾位置、形态、肾梗死及肾占位性病变。

(3) 单光子计算机体层扫描(PET—CT):此为新近应用于临床的一种核医学和 CT 相结合的技术。因系体层显像,能解决部分平面显像所不能发现的病灶,更能准确地发现肾占位性病变及其性质。因可全身扫描,故更多地用于寻找或摒除转移性病灶。

什么是肾活组织检查

病理诊断是现今临床所有的诊断技术中最为精确可靠的诊断技术,称为"金标准"。由于该诊断以取得组织为前提,故限制了其广泛应用。从活体(人体)上取得组织进行病理学检查的方法称为活组织检查,这种取材的方法称为活检术,简称活检。活组织检查,因顾及创伤大小、保全器官功能等因素,取材量相对较少,故对诊断会有一定影响,一般仅用于弥漫性病变的盲目取材或病灶局部的直接或间接可视下取材,但这对所患疾病的诊治和预后判断已能起到指导作用。由于取材于病程之中,随病程发展情况可能会有变化。依取材的方式,可分为手术开放式和经皮穿刺两类,临床上肾活检术多为经皮穿刺肾活检术。

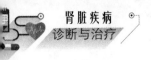

为什么肾小球疾病患者常被建议做肾活检

　　绝大多数肾小球疾病的临床表现十分雷同,都以水肿、高血压、蛋白尿和(或)血尿等十分相似的表现为特点,但其本质却因其病因、病理和病理生理不同,而其病程发展、对治疗的反应和最终转归都有所不同,甚至有很大区别。除病理诊断以外,现有的诊断技术和临床经验还远不足以作出正确的区分和判断。迄今为止的资料证实,活检后的诊断修正率高达 39%～63%,即仅 50%左右的患者可由医师的临床经验而获得大体准确的诊断。这主要是因为相似的临床表现,其病理类型可有很大不同;而同样的病理类型,其临床表现也可有很大不同。事实证明活检后治疗方案修正率为 11%～36%,即有 1/8～1/3 的患者按其临床特点设计的治疗方案是不妥帖的,或过重,或过轻。这些判断还关系到预后与转归,资料证明活检后对预后估计的修正率也高达 17%～36%,即判断错误的机会达 1/5～1/3。鉴于肾活检对肾脏疾病的诊断、治疗和判断预后方面的意义,建议患者应认真考虑医师的建议。

肾活检前应做何准备

　　(1) 肾活检是一种创伤性检查,患者于术前应对此检查的必要性和危险性有充分的理解,并签署申请书(或志愿书)表示已知情同意。

(2) 医者应仔细核验本检查的指征和禁忌,包括出凝血时间等。

(3) 因术后止血需要绝对卧床 8 小时或以上,故患者需练习卧位排尿。

(4) 练习听从口令,即深吸气末屏息要准确,有人在听到口令后又补吸气,这会造成针尖划伤肾表面而酿成大出血。

(5) 术前一天洗澡清洁皮肤,剃净术野(腰背部肩胛角连线以下至髂骨上缘以上)体毛,乙醇(酒精)擦拭,覆以无菌敷料和腹带。

(6) 定血型备血。

肾活检术后有痛苦吗

肾活检时因施有局麻,进针取材的手术过程仅几秒钟,故患者几无感觉;术后不适主要源自腹带过紧及局部压迫沙袋的压力,但常能忍受。术后有人时感腰背部不适,检查后仅发现极少数与包膜下出血机化后牵扯包膜有关,其余与活检术本身并无明显关联。

什么情况应做肾活检

(1) 肾病综合征,特别是经标准剂量与疗程的激素治疗后无

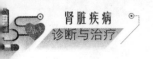

效或疗效不佳或复发的患者。

（2）原因不明的急性肾衰竭,尤其是疑为新月体肾炎、间质性肾炎等肾性急性肾衰竭。

（3）原因不明的蛋白尿和(或)血尿,无明显高血压及肾功能损害等禁忌证。

（4）病因不明的肾炎综合征,尤其是疑为急进性肾小球肾炎或全身性疾病引起者。

（5）起病后 2～3 个月不改善甚至加重的"急性肾小球肾炎"。

（6）疑为狼疮性肾炎、紫癜性肾炎以及糖尿病、高血压肾损害、骨髓瘤肾病等全身性疾病肾损害而难以确诊者;或需明确肾损害程度,如分型或分期,分别施治者。

（7）其他:如肾移植术后失去功能原因不明、肾性高血压确诊困难、判定药物或毒物肾损伤、慢性肾衰竭早期(肾未缩小,血肌酐 < 250 μmol/L)原因不明等。

什么情况不宜做肾活检

（1）出血倾向:包括使用抗凝药治疗中、出血倾向未纠正或纠正不足者。

（2）精神异常不能合作或极度衰竭者。

（3）重度慢性肾衰竭:肾体积已明显缩小或为"固缩肾"者。

（4）中度以上高血压(血压 > 160/110 mmHg)未满意纠

正者。

(5) 独肾、马蹄肾或一侧肾已丧失功能者。

(6) 高度腹腔积液、晚期妊娠或过度肥胖，难以坚持俯卧接受检查和术后腹带包扎者。

(7) 肾积水、肾周脓肿、肾结核、肾肿瘤或肾血管瘤、多囊肾等。

(8) 严重贫血尚未纠正者。

(9) 高度皮下水肿未纠正者等。

肾活检对患者肾功能有无影响

人类双肾有 200 万～300 万个肾小球(肾单位)。满足诊断仅需 20～30 个肾小球，其中光镜需 10 个或更多，免疫荧光和电镜可略少些。对患者来说丢失量之微可以忽略不计。即便肾活检时伤及一些邻近小球所连的小管，使其丢失的肾单位数再增加一些，其总丢失量仍是微不足道的。如考虑到肾储备功能，即仅需肾全部功能的 1/3 就能维持正常活动之需，故摘除一侧肾脏并不影响生活和工作，所以丢失 20～30 个肾小球或稍多些，也绝不会影响肾功能。

原发性肾小球疾病

⌐ 原发性肾小球疾病如何分类

　　我国肾活组织检查还不够普及,不少地区还在继续延用国外已放弃的临床分型,为此本书仍保留这种临床分型,它包括:

　　(1) 原发性肾小球肾病。

　　(2) 原发性肾小球肾炎:①急性肾小球肾炎;②急进性肾小球肾炎;③慢性肾小球肾炎;④隐匿性肾小球肾炎。

　　世界卫生组织(WHO)的分类:

　　(1) 轻微肾小球病变。

　　(2) 局灶性或节段性损害(增殖、坏死、硬化)。

　　(3) 弥漫性肾小球肾炎,包括:①膜性肾小球肾炎(膜性肾病);②增生性肾小球肾炎,包括:a.系膜增生性肾小球肾炎;b.毛细血管内皮增生性肾小球肾炎;c.系膜毛细血管性肾小球肾炎(膜增殖肾炎Ⅰ、Ⅲ型);d.致密物沉积肾小球肾炎(膜增殖肾炎Ⅱ型)。

　　(4) 新月体(毛细血管外)肾小球肾炎。

　　(5) 硬化性肾小球肾炎。

　　(6) 未分类肾小球肾炎。

原发性肾小球疾病是如何发生的

　　这是一个迄今尚未完全明了的、相当复杂的过程。简要地说，本组疾病的发病机制，主要是因为免疫系统功能异常，而导致肾小球发生免疫性损伤。传统的学说认为，由抗原（外源的或自身的）和相关的抗体形成免疫复合物，经循环沉积于肾小球，或在肾小球原位形成免疫复合物，激活补体系统及 T 细胞和单核巨噬细胞等免疫细胞，从而使之产生各种细胞因子、细胞黏附分子，以及多种肽类生长因子等炎症介质，在凝血过程等非免疫机制的参与下，导致肾小球损伤，造成肾炎。晚近发现，丘脑—垂体—肾上腺轴亦参与原发性肾小球肾炎免疫异常的发生与发展。

肾小球"发炎"为何不用抗生素

　　除急性链球菌感染后肾小球肾炎（APSGN）外，绝大多数肾小球肾炎的发生与发展与感染无关，故不用抗生素治疗。如无肯定的继发、伴发或间发的感染存在，对各种原发性肾小球肾炎使用抗生素不仅无用，而且可能有害。这是因为大多数抗生素经肾排出，盲目用药徒增肾脏负担，而且部分抗生素还有潜在的肾毒性。以往在 APSGN 中常规使用两周青霉素的做法也有所改变，原先应用青霉素的理由是为了清除感染灶中潜在的链球

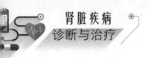
菌,以阻断其在促使免疫异常发生发展过程中的作用。其实,在临床发病时大多数患者体内已无活动病灶,使用青霉素与否和病情变化关系已不大。所以现在主张仅在有明确指征时才使用青霉素,不必盲目使用两周。值得提出的是,APSGN 属急性肾小球肾炎(AGN)之一种,而 AGN 并非都与链球菌感染有关,更非都是 APSGN。

原发性肾小球肾炎可分哪些临床综合征

原发性肾小球肾炎的临床表现可分为急性肾炎综合征、急进性肾炎综合征、慢性肾炎综合征、隐匿性肾炎综合征[表现为无症状蛋白尿和(或)无症状血尿]和肾病综合征 5 组。

影响原发性肾小球肾炎病情进展和
肾功能减退的因素有哪些

影响病情进展和肾功能减退的因素众多,计有:

(1) 引起肾小球损伤的免疫学和非免疫学机制仍然存在,持续活动。

(2) 肾单位毁损增多使健存肾单位减少,引起肾内高灌注加速硬化。

(3) 高血压。

(4) 蛋白尿本身的"肾毒性"。

(5) 药物肾毒性。

(6) 全身或局部的高凝状态,甚至肾静脉血栓形成。

(7) 各种感染,包括使用血制品后引起的经血传染病。

(8) 劳累。

(9) 高脂血症和高尿酸血症。

(10) 复发或多次急性发作等。

原发性肾小球疾病的治疗原则是什么

原发性肾小球疾病是一组疾病,虽其发生、发展和转归各不相同,但有类似的发病机制,故总体治疗原则有共同之处。主要包括:

(1) 一般治疗。包括:①休息,尤在活动期或有严重水肿、高血压、肾功能快速变化时;②饮食和药物:有水肿及高血压者应限钠,肾功能不全时应限制蛋白摄入量等;③禁用或慎用肾毒性药物。

(2) 依水肿、高血压和血钾情况选用适合的利尿剂。

(3) 依病情和病理改变选用由糖皮质激素,如泼尼松和(或)免疫抑制剂,如环磷酰胺(CTX)、环孢素(CsA)、麦考酚吗乙酯(MMF)等组成的治疗方案。

(4) 依血压、肾功能和蛋白尿情况选用或联合应用降压药,如氨氯地平等钙通道阻滞剂(CCB)、贝那普利等血管紧张素转换

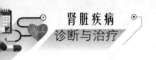

酶抑制剂(ACEI)和氯沙坦等血管紧张素受体阻滞剂(ARB)。

(5) 控制已有感染和清除感染灶。

(6) 依病情使用抗凝、解聚或溶纤治疗。

(7) 保护肾功能,如使用 ACEI 和(或)ARB 等降压药。

(8) 治疗已有的高脂血症和高尿酸血症等。

急性肾小球肾炎

何谓急性肾小球肾炎

急性肾小球肾炎(AGN)简称急性肾炎,它不是一种病,而是一组病的总称。急性肾小球肾炎是因病原体感染后引发的免疫改变,病原体以链球菌最为多见,以链球菌感染引起的急性肾小球肾炎称急性链球菌感染后肾小球肾炎(APSGN),是急性肾小球肾炎中最多见和最主要的一种。由于病理上主要呈现内皮细胞增生和肿胀、系膜细胞与系膜基质增生,故又称系膜内皮细胞增生性肾小球肾炎或毛细血管内皮增生性肾小球肾炎,属于增生性肾炎的一种。从感染开始至发病,需要为时 1～3 周的免疫系统被激活过程,故临床上常有约 2 周的潜伏期。本病以儿童多见,但也可发生于各种年龄。本病为自限性疾病,病后 3 个月左右临床症状大体消失,1 年后病理改变基本恢复(这是儿童需休学 1 年的根据),尿检异常可持续 1～2 年。本病少数因反复发作或损伤过重等原因,延迟恢复或呈慢性进行性改变,成为慢性肾小球肾炎。

哪些原因可引起急性肾小球肾炎 ⊃—

急性肾小球肾炎(AGN)的病因众多,已发现的可致病的病原体有溶血性链球菌、葡萄球菌、肺炎双球菌、伤寒杆菌等细菌,肝炎、麻疹、水痘、肠道病毒等病毒,以及立克次体、疟原虫、血吸虫、梅毒螺旋体等,其中以溶血性链球菌为最多见。此外,异种蛋白、药物以及某些内源性抗原如甲状腺球蛋白、肿瘤蛋白等也可引起急性肾小球肾炎。引起急性肾小球肾炎的链球菌主要来自呼吸道和皮肤感染灶,前者如感冒、扁桃体炎、咽炎和鼻窦炎等,常于冬春发病;后者如脓皮病等,常于夏秋季发病,随社会进步、生活改善和个人卫生习惯改进,现已较少见。溶血性链球菌可引起多种疾病,除肾炎外还有风湿热、猩红热等,但临床上少见两病同发,这是因为引起肾炎的溶血性链球菌为特定的肾炎菌株,属于这些菌株的链球菌感染后易发生急性肾小球肾炎,而其他菌株感染后不会发生或极少发生 AGN。这是人们常有呼吸道感染,但并非都会发生 AGN 的原因之一。

急性肾小球肾炎时主要有哪些临床表现 ⊃—

(1) 血尿:常是首发症状,约40％的患者可为肉眼血尿,尿色

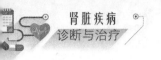

呈洗肉水样或棕褐色,多于数天内转为镜下血尿,其余几乎均有镜下血尿,可持续存在数月至 2 年。

(2) 水肿:70%～80%的患者以水肿为首发症状,以晨起眼睑水肿为多,严重时可波及全身。

(3) 少尿:水肿严重时每日尿量可降至 400 ml 以下,除少数患者可发展为无尿外,多于 2 周左右尿量渐增。

(4) 高血压:约 80%患者表现为一过性、中等度血压升高。偶见严重高血压,可伴视网膜出血、渗出、视乳头水肿,甚至发生高血压脑病,可有头痛、呕吐、嗜睡、抽搐乃至昏迷等。

(5) 心力衰竭:见于重症患者,主要因少尿、水钠潴留,血容量过多和高血压等致心脏过负荷;多为一过性,治疗后可恢复。

(6) 肾小球性急性肾衰竭:仅见于重症病例,可表现为少尿或无尿、氮质血症、高血钾、水中毒及代谢性酸中毒等尿毒症样症状,有时需靠透析支持,常在短时间内恢复。

(7) 全身表现:可有疲乏、神倦、纳减、厌食、腰部钝痛等。

急性肾小球肾炎时的尿液检查有何特点

(1) 尿量:病初常减少,多在每日 400～700 ml,尿相对密度和渗透浓度可增高;2 周左右尿量渐增,水肿消退和高血压改善。不足 5%患者发展成无尿,进入急性肾衰竭。

(2) 血尿:几乎 100%患者出现程度不等的血尿,少数为肉眼血尿,可持续数日,镜下血尿则可持续数月至数年,尿红细胞多为肾小球源性的异形红细胞。

（3）白细胞尿：尿白细胞亦可增多，但不如红细胞明显。常与尿路感染无关。

（4）管型尿：常有管型出现，此与尿流量减少尿液被高度浓缩有关，可有透明管型、颗粒管型、细胞管型等，其中红细胞管型有极高诊断价值，唯不常见。还可出现肾小管上皮细胞管型、蜡状管型和宽大管型，提示病情较重，或为狼疮性肾炎或血管炎性肾炎的急性肾炎综合征。

（5）蛋白尿：95％以上患者出现蛋白尿，常＜3.5 g/d，属非选择性，出现大量蛋白尿常提示病情严重；约3周后蛋白尿减少，但可持续数月，大多在6个月左右转阴性，蛋白尿持续存在和量较多提示有转为慢性肾小球肾炎的可能。

（6）成人较儿童尿检异常的持续时间要长，转为慢性的比例亦高。

急性肾小球肾炎患者为什么有时会出现抽搐

当重症急性肾小球肾炎发生高血压脑病时，可出现抽搐。当血压急剧增高时，脑内阻力小血管痉挛导致脑缺氧脑水肿，引发包括抽搐在内的一系列中枢神经系统症状，称为高血压脑病。急性肾小球肾炎时的水钠潴留和脑水肿是发生高血压脑病的基础。多发生于急性肾小球肾炎起病后1～2周内，常表现为剧烈头痛、烦躁不安、呕吐、视力模糊、黑蒙、癫痫样抽搐、痉挛，眼底检查

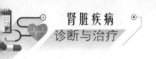

见视网膜动脉极度收缩、视乳头水肿,严重者可在发作中死亡。

急性肾小球肾炎可引起急性肾衰竭吗

从广义上说,每一例急性肾小球肾炎在发病时均有肾小球滤过率下降,只是严重程度不一持续时间长短不等而已。短和轻的可不被发觉,甚至检查也鲜有捕获;而长和重的则可能发生急性肾衰竭(ARF)。从临床角度看,重症急性肾小球肾炎患者若少尿时间过长(1周或以上),常可有程度不等的氮质血症和代谢性酸中毒,但多不严重,经2~3周后,随着尿量增多可自行恢复,只有极少数(约0.7%)的患者出现严重少尿及无尿,进展为需要透析治疗的 ARF。尽管为数不多,但却是急性肾小球肾炎的主要死因之一,如能及时透析,则每可存活。

急性肾小球肾炎和急性肾炎综合征是一回事吗

急性肾炎综合征是指一组以急性起病,以水肿、高血压、血尿、蛋白尿、可伴一过性氮质血症为临床特点的肾小球疾病。急性肾炎综合征是许多种病因、发病机制、病理改变及预后各有不同的疾病或疾病组,急性肾小球肾炎只是其中的一种。其他常见的还有:

(1)感染性疾病:如细菌、病毒及寄生虫等非链球菌感染后肾炎。

(2) 系统性疾病:如系统性红斑狼疮、血管炎、过敏性紫癜、冷球蛋白血症等。

(3) 其他原发性肾小球疾病:如膜增生性肾小球肾炎、IgA肾病、局灶节段性增生性肾小球肾炎等。

急性肾小球肾炎能治愈吗,如何治疗

急性肾小球肾炎属于良性自限性疾病,只要及时去除病因,给予适当的对症治疗,常可以自愈。急性肾小球肾炎也是少数能治愈的原发性肾小球疾病中最主要和最常见的疾病。急性期患者应充分休息,低盐或无盐饮食;治疗咽部或皮肤的感染灶;尿少与严重水肿者可给予利尿剂,以不发生心力衰竭、肺水肿和体腔积液为度;视血压情况选用降压药,控制血压至满意水平;如发生急性肾衰竭(ARF),应适时透析。绝大多数患者治疗后病情迅速好转,肉眼血尿常在发病后1~2周消失,2周左右水肿消退,氮质血症和高血压也随之恢复正常。尿液检查恢复较慢,常迁延数月,约半数成人和大多数儿童患者的尿蛋白在半年左右转阴,1年以后几乎所有患者尿蛋白都能转阴,但镜下血尿可迁延数月或1~2年。据统计,90%以上的儿童和70%以上的成人可痊愈;只有0.1%~5%的患者因并发心力衰竭、高血压脑病、ARF、严重感染而死亡。所以,从总体上说,绝大多数急性肾小球肾炎是可治愈的。

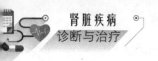

急性肾小球肾炎会不会转为慢性肾炎，哪些情况会转变为慢性肾炎

关于急性肾小球肾炎转为慢性的问题,曾有争论。根据长期追踪观察,通过肾活检证实确有一部分急性肾小球肾炎患者可以发展成慢性。有些患者即使临床症状消失,被认为已痊愈(临床痊愈),但肾活检仍可见炎症持续存在,并发展为慢性。据一组病例统计,10岁以下的儿童转为慢性者为2％～14％,成人转为慢性者为20％～30％。研究提示,易转为慢性的主要因素有:①儿童优于成人,中青年人优于老人;②散发发生的较流行发生的慢性化多;③高血压持续时间长;④蛋白尿消退慢、持续时间长、程度重;⑤氮质血症持续时间长或不下降;⑥病理检查发现有新月体形成、肾小球纤维化和肾小球硬化。

急性肾小球肾炎患者都需要切除扁桃体吗

首先应明确该患者是否有慢性扁桃体炎;其次应明确此扁桃体炎与该患者肾炎发生和病程中复发有无关系;第三应判断摘除扁桃体对患者的利弊。扁桃体是参与人体口咽部防御圈的重要器官,切除后易引起咽后壁淋巴增生,增加发生慢性咽炎和下呼吸道感染的机会;摘除扁桃体过程中的挤压,可引起链球菌菌血症,使肾炎加重或引起复发。但反复发作的扁桃体炎,无论其本身的炎症过程和潜伏在其隐窝里的链球菌,对急性肾小球肾炎恢复不利、病愈后复发增多,甚至构成威胁。现主张,3～6个月迁延不愈的急性肾小球肾炎患者,伴扁桃体反复发炎(>5次/年),可考虑作扁桃体摘除术。手术的最好时机是:肾炎病情相对稳定,尿中蛋白阴性,红细胞 < 10 个/HP,扁桃体无急性炎症时。术中和术前术后宜应用青霉素。

急性肾小球肾炎能否用糖皮质激素治疗

急性肾小球肾炎呈良性自限性过程,所以只要给予恰当的对症治疗,积极防治并发症,保护肾功能,大多可完全恢复。少数患者病程中出现肾病综合征表现,或出现新月体肾炎呈急进性肾小球肾炎发展态势,则有使用糖皮质激素的指征。除此以外,除非有特别的证据或理由,都不应使用糖皮质激素。甚至有学者认为,急性肾小球肾炎患者应用糖皮质激素可抑制抗体形成,导致抗原过剩以致病情迁延;糖皮质激素可加重肾小球内的高凝状态等。

发生急性肾小球肾炎后会再次发病吗

链球菌感染后机体可产生较长期的特异性免疫力,所以一

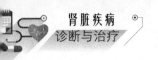
次发病后很少再次发生急性肾小球肾炎。因使用青霉素等药物可抑制特异性抗体的产生,故再次感染仍存在再次发病的可能性,但极为罕见。临床上常见上呼吸道感染后病情复燃或加重,这是病情波动或病程迁延的表现,并非再次发病。

急性肾小球肾炎患者该如何休息

急性肾小球肾炎患者是否应绝对卧床休息尚有争议,但休息有助于康复和防止症状加重是不争的事实。如稍事活动便使水肿、高血压和尿检异常加重者,仍以卧床为宜。避免受凉很重要,以免加重肾缺血。急性期应减少活动量,恢复期可逐渐增加活动量,但仍不能从事重体力劳动,学生则不宜复学。休息期限通常为3个月至1年,视临床情况而定。

急性肾小球肾炎患者饮食该如何管理

对有水肿和高血压者应限制水、钠摄入。在少尿时,每日进水量应在1 000 ml以内,并根据每日尿量调整。如发生急性肾功能衰竭,则按急性肾功能衰竭处理。对有水肿和高血压者应予低盐(＜3 g/d)饮食,不要进食腌制食品、加用小苏打或碱做成的馒头等;当无尿时应予无盐(＜0.5～1.0 g/d)饮食,食品中不宜加入盐或酱油。低盐饮食要持续至尿量恢复、高血压改善和水肿开始消退后方可逐步放宽。此外，还必须观察血钠与尿钠情况加以调整，勿使患者出现低钠症状。限钠通常在 3 个月以内。急性肾小球肾炎患者饮食中蛋白质摄入量可控制在 30～40 g/d 或 0.6 g/(kg·d)。不宜进食过多蛋白质，以减轻肾脏负担。少尿、氮质血症时，应进低蛋白质饮食，可控制在每日 0.5 g/kg 左右。根据电解质测定结果，决定是否限制或增加某些食品的摄入。

急进性肾小球肾炎

何谓急进性肾小球肾炎，有哪些病因

急进性肾炎是急性快速进展性肾小球肾炎（ARPGN）的简称，是一组急性起病，急骤发展，在数天、数周或数月内肾功能急剧恶化至肾衰竭的疾病。本组疾病有一共同的病理学特征，即肾小球有广泛的新月体形成（50％～80％），故又称新月体性肾炎，疾病严重性与新月体数目有关。主要病因有：

（1）原发性肾小球疾病：①原发性弥漫性新月体性肾炎；②继发于其他原发性肾小球肾炎。

（2）感染性疾病：如感染性心内膜炎、内脏化脓性病灶引起的慢性败血症致肾小球肾炎等。

（3）多系统疾病：如系统性红斑狼疮、肺出血肾炎综合征、过

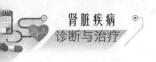

敏性紫癜、多种血管炎和坏死性肉芽肿、类风湿关节炎伴血管炎、恶性肿瘤和复发性多软骨炎等。

(4) 药物:如青霉胺、肼屈嗪、别嘌醇和利福平等。

(5) 弹性蛋白酶-ANCA 伴特发性坏死性新月体性肾小球肾炎。

急进性肾小球肾炎有哪些临床表现

多为急骤起病,主要表现为少尿或无尿、血尿(常为肉眼血尿且反复发作)、大量蛋白尿、尿中可有红细胞管型,伴有或不伴有水肿和高血压,病情持续迅速发展,肾功能进行性损害,在数周或数月内(通常在 3~6 个月内)发展至肾衰竭终末期。转归有三:

(1) 在数周内迅速发展为尿毒症,呈急性肾衰竭表现。

(2) 肾功能损害的进行速度较慢,在几个月或 1 年内发展为尿毒症。

(3) 少数患者治疗后病情稳定,甚至痊愈,或残留不同程度肾功能损害。

急进性肾小球肾炎如何诊断

诊断主要根据:

(1) 根据前述的临床特点。

（2）病理特点：肾活检显示 50% 以上的肾小球有新月体形成。

（3）病因诊断：各种疾患引起的急进性肾小球肾炎（ARPGN）治疗方法、疗效和预后不同，如 APSGN 引起者预后较全身疾病引起者为好；在全身疾病引起者中，紫癜性肾炎引起者较多动脉炎或肺出血肾炎综合征预后为佳，所以区分是特发性还是继发性，积极寻找病因是有意义的。

（4）鉴别诊断：着重与不同病因的急性肾衰竭相鉴别。

急进性肾小球肾炎的治疗要点是什么

（1）本病病情凶险，发展迅速，为遏止这种势头必须及时给予强而有力的抑制免疫反应与细胞增殖的治疗，常静脉使用大剂量的糖皮质激素，对细胞新月体为主者应施以免疫抑制剂，如环磷酰胺、麦考酚吗乙酯等。

（2）血浆置换：用以清除循环的免疫复合物或抗肾小球基膜抗体，缓和病情发展，需联合应用糖皮质激素和免疫抑制剂。

（3）为减少纤维蛋白沉积和高凝状态，用解聚、抗凝和溶栓治疗。

（4）支持治疗：包括热量—营养补充、透析治疗（支持肾功能）和其他脏器功能支持等。

（5）后期可行肾移植：因术后复发多，故必须先透析至抗体或免疫复合物转阴后 6 个月或以上方可施行，病肾是否应先行切除则还未定论。

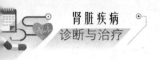

急进性肾小球肾炎的预后怎样

本病预后差,病死率较高,5年存活率仅25%。影响预后的因素有:

(1)基本病因,如链球菌感染所致者预后较好,有报道5年存活率达66%;非链球菌感染所致者预后较差,5年存活率仅8.8%。

(2)新月体数目。

(3)增殖病变,如纤维化多则预后差。

(4)间质病变重预后差。

(5)诊断及时和治疗积极与否。

(6)并发症多寡与严重程度。

慢性肾小球肾炎

什么是慢性肾炎

慢性肾小球肾炎(CGN)简称慢性肾炎,是指各种病因引起的以双侧肾小球弥漫性或局灶性炎症或非炎症性改变为病理特征的,以起病隐匿、病程冗长、发展缓慢为病程特点的一组原发性肾小球疾病的总称。青壮年好发,男性多于女性。临床表现为慢性肾炎综合征,即可有不同程度的水肿、高血压、蛋白尿和血尿,缓缓发展,最终进入肾功能不全。不同病理类型的慢性肾小球肾炎,其病因、发病机制、临床表现、治疗方案、病程和转归都不尽相同。患者首发症状各异,可以水肿、高血压、视力障碍、贫血,甚至肾衰竭等症状就医。本病根治或治愈几无可能,故目前以临床症状和体征消失或改善、实验室检查正常或趋于正常,以及劳动力恢复和保有较高生活质量为治疗目标,以保存肾功能和延长生命的时间长短来评价疗效。

慢性肾小球肾炎的病因和发病机制是什么

病因众多,发病机制复杂。通常认为或在病原体感染后,或在未知原因下,通过免疫和非免疫机制、炎症反应等环节,引起本病。约10%的患者可推定由急性肾小球肾炎(AGN)转变而来(如有明确的急性肾小球肾炎及起病后迁延不愈等)外,其余与急性肾小球肾炎无关。所以慢性肾小球肾炎更可能是一组与急性肾小球肾炎无关的独立疾病。

慢性肾小球肾炎常有哪些临床表现

慢性肾小球肾炎可发生于任何年龄,但以中青年为主,隐袭

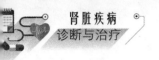

起病,进展缓慢。常见的临床表现有:

(1) 蛋白尿:常为非选择性蛋白尿。

(2) 血尿:多为肾小球源性血尿。

(3) 水肿:眼睑和(或)下肢凹陷性水肿多见,可波及全身和体腔。

(4) 高血压:多为持续中等度高血压,个别可极严重。

(5) 肾功能损害:呈慢性进行性损害,进展速度与病理类型、是否及时诊治、疗法选择与患者依从性、诱因与加重因素(如感染)的防治、肾毒性药物应用等因素有关。

(6) 病程中病情可有波动,包括急性发作。

慢性肾小球肾炎可分哪些临床类型

可分为5型。

(1) 普通型:常见,有持续的轻度尿检异常,偶有轻度水肿,血压正常或偏高,肾功能损害不明显。

(2) 肾病型:以肾病综合征为特点。

(3) 高血压型:以普通型伴中度高血压为特征,舒张压增高突出,可伴眼底改变及视力障碍,严重者可呈急进性高血压,部分起病时已有肾功能下降。

(4) 混合型:临床症状和体征兼有上述几型特点。

(5) 急性发作型:在感染等诱因下,在原本平稳的病情基础上突然发生急性肾炎综合征表现,控制后病情可改善,但常差于急性发作前。

如何诊断慢性肾小球肾炎

典型的慢性肾小球肾炎有水肿、高血压及尿检异常(蛋白尿、血尿、管型尿)等表现者,临床诊断不难。在诊断前首先应除外急性肾小球肾炎和急进性肾小球肾炎;其次是排除继发性肾炎(如狼疮性肾炎、过敏性紫癜性肾炎);第三是除外其他肾脏病如遗传性肾炎、慢性间质性肾炎和慢性肾盂肾炎等。确诊依靠肾活组织检查。

什么是慢性肾炎氮质血症

从慢性肾小球肾炎进入肾功能减退的过程中,部分患者经治疗后肾功能改善且较稳定,另一部分则走向尿毒症。前者称慢性肾炎氮质血症,提示存在可逆性因素。常见的有:

(1) 肾前性因素:如各种原因的心排出量下降,包括降压不当、心脏疾病等。

(2) 应用影响肌酐测定的药物:如西咪替丁、长效磺胺和甲基多巴等。

(3) 其他加重因素:如感染、劳累、妊娠分娩、血压增高、高凝状态、病理转型等,如判断正确并积极施治有部分患者可有一个

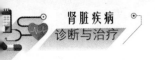

为期不短的改善期。所以,当患者短期内突然出现肾功能减退,应查找原因,积极处理,其中部分尚有逆转机会。

如何鉴别慢性肾小球肾炎与原发性高血压病肾损害

慢性肾小球肾炎(CGN)可出现高血压,高血压病也可引起肾脏损害,两者临床表现极相似,如都有高血压、蛋白尿或肾功能不全等。鉴别主要依赖以下几个方面:

(1) 病史:如高血压发病早于肾脏改变,尤其 10 年或以上,存在高血压影响或可能影响心血管的证据(如有左心室肥厚、左心室扩大、高血压眼底改变、足背动脉硬化、高血脂、糖尿病、高尿酸血症等)者,支持高血压肾损害;反之,发生肾损害早于高血压,眼底提示为肾病眼底变化等则支持 CGN。

(2) 年龄:CGN 多发病于青壮年,而高血压病肾损害多见于中老年。

(3) 尿液检查:高血压性肾损害时蛋白尿常 < 1.5 g/d, CGN 则可以更多。

(4) 尿量:早期高血压损害降低肾浓缩力,故早期尿量偏多,可出现夜尿;CGN 则尿量偏少,夜尿出现较迟。

(5) 肾大小:高血压肾损害早期可正常或增大,肾功能减退后才缩小;CGN 则不增大。

(6) 肾活检对早期患者常能作明确区分。

慢性肾小球肾炎急性发作有哪些特征

(1)存在可导致慢性肾小球肾炎急性发作或活动的诱因,如感染、劳累、受凉、血压增高等。

(2)出现急性肾炎综合征的临床表现。

(3)血压突然增高而无其他可解释的原因。

(4)尿蛋白量明显增多。

(5)血尿明显加重,出现红细胞管型(血尿的波动或短暂增多不作为判断指标)。

(6)肾功能突然恶化。

感到腰酸应当首先排除慢性肾小球肾炎吗

除肾包膜外,肾内几无感觉神经,所以只有当肾包膜受牵拉时才会有较明显的腰酸。肾积水和慢性肾盂肾炎患者常有腰酸,慢性肾小球肾炎极少诉说有腰酸,许多尿毒症患者病程中从未发生过腰酸,就是这个原因。肾小球疾病中,部分 IgA 肾病患者确有明显腰酸或腰痛,其机制不清楚。临床工作中常见以腰酸就诊,要求除外肾脏疾病的患者,经检查其中绝大部分是骨科(如腰肌劳损)和泌尿外科疾病(如肾积水)所致,很少确为肾病所引起。也有一些患者,因体格检查或其他原因查获尿检异常,

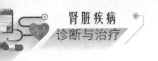

就诊时诉说回忆起来很久前已有腰酸,其中不少有心理因素成分,经解释腰酸也随之好转。尽管如此,医者对每一位患者仍应仔细询问病史和体检,进行尿液检查、肾功能试验和超声探测等筛查性检查,以确认有无肾病证据。

慢性肾小球肾炎的治疗原则是什么

慢性肾小球肾炎的治疗原则是缓解或改善临床症状、防止或延缓肾功能恶化和防治并发症。

(1) 一般治疗

1) 休息:对有明显高血压、水肿、短期内肾功能减退的患者,应强调休息,必要时卧床,其余的可参加适当的劳动和工作。防止感染、过劳和受凉。

2) 饮食:有明显水肿、高血压者,应限制食盐的摄入,以 3～5 g/d 为宜。肾功能正常者,蛋白质摄入量可同常人;大量蛋白尿者可适当增加,但不宜过多,以能维持血白蛋白 > 3.0 g/L 即可;肾功能中度以上降低者(内生肌酐清除率 < 30 ml/min),蛋白质摄入量应限制为 35～45 g/d 为宜,以优质蛋白质为主(肉、蛋、鱼和乳),少用植物蛋白质(大豆及豆制品),必要时补充氨基酸或 α 酮酸。

(2) 保持一定尿量,水肿明显者可酌用利尿剂。

(3) 降压治疗。

(4) 激素和免疫抑制剂。

(5) 抗凝治疗:可选用抗凝(如肝素、华法林)、溶纤(如尿激酶)和解聚(如双嘧达莫、阿司匹林)药物,对多种肾炎,有稳定及减轻肾脏病理损伤作用;对膜性肾病等有防治肾静脉血栓形成作用。

(6) 处理高尿酸血症。

(7) 处理高脂血症。

(8) 其他:如应用维生素 E 和还原型谷胱甘肽的等。

慢性肾小球肾炎高血压患者怎样选择降压药

降压治疗是防止慢性肾小球肾炎进展加速的重要途径之一。临床常选用以下药物。

(1) 血管紧张素转换酶抑制剂(ACEI):本类药物在降低全身性高血压的同时,还可降低肾小球内血压,减少蛋白尿,抑制系膜细胞增生和细胞外基质积聚,有防止肾小球硬化、延缓肾功能减退等作用。此外,对心血管也有一定保护作用。当血 Cr ≥ 250～300 $\mu mol/L$ 时,有可能引起高钾血症故应慎用。部分患者可发生干咳、血管性水肿和肾功能轻微减退等不良反应。短效的有卡托普利(开博通)等,长效的有依那普利、培哚普利(雅士达)等,肾功能已有下降者可用双通道排泄的贝那普利(洛丁新)和福辛普利(蒙诺)等长效制剂。血压控制不满意者可加用血管紧张素受体阻滞剂和(或)钙离子拮抗剂。

(2) 血管紧张素受体阻滞剂(ARB):本类药物不引起咳嗽,

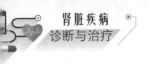

对心脑血管保护作用较 ACEI 更好,因降压作用逐渐出现故难得有首剂低血压效应等优点。常用的有氯沙坦(科索亚)、厄贝沙坦(安搏维)和缬沙坦(代文)等。

(3) 钙离子拮抗剂(CCB):可明显降低全身血压,但不能降低肾小球内血压,无减少蛋白尿作用。其延缓肾衰竭的作用是通过控制全身血压等其他途径实现的,故不如 ACEI 和 ARB 明显。是以收缩压升高为主的高血压和有高钾血症或有高钾倾向者的首选药物,长效的如氨氯地平(络活喜)、非洛地平(波依定)和硝苯地平(拜心通)等。

(4) β受体阻滞剂:对肾素依赖性高血压有较好疗效,可降低肾素作用,不影响肾血流量和肾小球滤过率,但也有引起高钾血症的危险性。常用的如美托洛尔(倍他乐克)等。

(5) α受体阻滞剂:对小动脉和小静脉均有扩张作用,其主要不良反应为直立性低血压,故应从小剂量开始逐步增至治疗剂量。常用的如哌唑嗪。

(6) α、β受体阻滞剂:既作用于 α 受体,又作用于 β 受体。常用药物有拉贝洛尔(柳胺苄心定)、卡维地洛(达利全)等。

(7) 利尿剂:对有明显水、钠潴留者可加用利尿剂,以加强降压效果。但应注意对电解质、糖、尿酸、血脂和凝血状态的影响。常用药物有氢氯噻嗪、螺内酯(安体舒通)、呋塞米等。

慢性肾小球肾炎患者的血压常较高,用单一降压药难以控制,故常联合用药。降压治疗的治疗目标:尿蛋白 < 1 g/d 者,血压应 ≤ 130/80 mmHg;尿蛋白 > 1 g/d 者,血压应 ≤ 125/75 mmHg。

有哪些因素与慢性肾小球肾炎的预后有关 ⊃━━

慢性肾小球肾炎迁延多年后终将进展至慢性肾功能衰竭，但进展速度各不相同。现时我们无法根治此病，但如能延长其肾功能数年至数十年，能正常或较正常地生活和工作，则对患者、患者家庭和社会均有益。因此，那些与发展速度有关的因素，便成为关注的焦点。目前已知的因素主要有：

（1）病理因素：病理改变不同，预后不同。如单纯轻度系膜增生性肾小球肾炎预后比重度者及膜增生性肾小球肾炎预后好，膜增生性肾小球肾炎 10 年内进入慢性肾功能衰竭者可达 50%；膜性肾病进展较慢，其预后中等，5 年内出现慢性肾功能衰竭者较少；局灶性节段性肾小球硬化症预后较差，10～20 年后多出现尿毒症。此外，影响预后的病理因素还有：①新月体形成越多预后越差；②肾内血管病变明显及严重者，如小动脉纤维素样坏死等，预后差；③伴有间质纤维化和（或）肾小管萎缩者预后差。

（2）临床因素：①起病前有溶血性链球菌感染史者较无链球菌感染史者预后好；继发于全身性疾病且病因不易去除或该疾病难以控制者预后较差；②患者仅有蛋白尿和（或）伴血尿，而无其他临床症状者预后较好；③伴严重高血压或高血压较快加重者预后较差，药物能满意控制血压者预后相对较好；④治疗后尿蛋白量较多者比尿蛋白量少或正常者预后差；⑤伴有未经控制

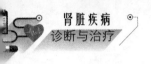
或难以控制的高尿酸血症、高脂血症和高血糖者预后差;⑥起病就医时肾功能已受损者预后差,经治疗干预后血氮质潴留不改善或改善不多和(或)维持时间不长者预后严重;⑦病程中有频繁急性发作、频发感染、劳动负荷过大者预后较差;⑧水肿、贫血明显者预后较差;⑨不能接受治疗者或治疗反应不佳者预后差。

隐匿性肾小球肾炎

何谓隐匿性肾小球肾炎

隐匿性肾小球肾炎简称隐匿性肾炎,是原发性肾小球疾病中常见的一种临床类型,指无症状性蛋白尿和(或)血尿。由于是无症状,故称隐匿性;由于有蛋白尿和(或)血尿故属肾炎。本病病程长,可迁延数十年,肾功能多保持良好,仅极少数缓慢进展进入慢性肾功能衰竭。本病并非一个独立疾病。部分患者以后症状显现,转为慢性肾小球肾炎的其他临床类型,实际上是其他各型慢性肾小球肾炎的早期或轻型,如轻微病变性肾小球肾炎、系膜增生性肾小球肾炎(包括 IgA 肾病)、局灶节段性增殖性肾炎等。部分"自愈",但也常无病理资料可证实,很可能原本就是生理性蛋白尿或血尿。

隐匿性肾炎有哪些临床表现 ⊃

本病多见于青少年,发病年龄大多在 10～30 岁,40 岁以上者少见,男性多于女性。起病隐匿,往往缺乏水肿及高血压等肾小球肾炎的特征。唯一的临床表现是尿检异常,多因健康体检或因其他原因就医时被偶然发现。本病依尿检异常情况可分为 3 种:

(1) 单纯性蛋白尿:轻度蛋白尿 (＜1.0 g/d),感染或劳累时蛋白尿可加重,但极少超过 2 g/d;尿红细胞常 ＜5 个/HP,多见于轻微病变和轻度局灶性系膜增生性肾小球肾炎。

(2) 单纯性血尿:以或间断镜下血尿为表现,相差显微镜检查提示为肾小球源性血尿,多见于轻度系膜增生性肾小球肾炎或 IgA 肾病。

(3) 兼有蛋白尿及镜下血尿:有持续性蛋白尿及镜下血尿,可有波动,或在感染、过劳、受凉后加重,多见于早期系膜增生性肾小球肾炎、局灶性节段性肾小球硬化症或膜增生性肾小球肾炎等。

如何诊断隐匿性肾小球肾炎 ⊃

本病诊断依据为:①无症状;②符合上面所述的临床表现。如病程中出现水肿或高血压等体征,则应划归慢性肾小球肾炎普通型;必要时应做肾活检明确诊断,以免贻误治疗时机。

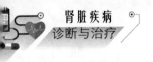

隐匿性肾小球肾炎应与哪些情况作鉴别

(1) 生理性蛋白尿:①功能性蛋白尿,因发热、受冻、高温、剧烈体力活动后引起的轻度蛋白尿,称为功能性蛋白尿,尿蛋白量极微,在以上因素解除后,蛋白尿可消失;②体位性蛋白尿,即站立时间较久而出现的蛋白尿,又称直立性蛋白尿。多见于儿童及少年,偶见于健康成人。其原因主要是因直立时脊椎前凸,使下腔静脉受到肝脏后缘和脊柱的压迫,导致肾淤血,或是左肾静脉横跨脊柱时受前凸的脊柱压迫所致。平卧数小时再排尿则尿蛋白消失。

有人对有生理性蛋白尿者作长期随访并做肾活检,发现其中30%~50%的患者其实是肾小球疾病,故诊断须慎重,随访极重要。

(2) 全身性疾病引起的尿液改变:如系统性红斑狼疮、过敏性紫癜、亚急性细菌性心内膜炎等均可发生类似于隐匿性肾炎的临床表现,当肾病症状被原发病或基础疾病掩盖时易导致误判。

隐匿性肾小球肾炎需要治疗吗? 凡有蛋白尿者,首选血管紧张素受体阻滞剂类药物,争取将尿蛋白降至正常限内;凡单纯性血尿,量不多则应随访,无须药物治疗;血尿较多时,则应排除外科性血尿后可按慢性肾小球肾炎普通型治疗,酌予中药或中成药,一般不予止血剂,酌用碱剂,以防止形成血块堵塞肾内外管路。如有上呼吸道感染或病毒感染等可加重病情的诱发因素时,应予相应治疗,但要避免使用肾毒性药物。有轻微高凝状态者可用解聚药,如双嘧达莫(潘生丁)等。激素和(或)免疫抑制剂则应在有病理证据时使用。

肾病综合征

肾病综合征的常见病因有哪些

传统上将肾病综合征(NS)分为原发性和继发性两类。原发性 NS 指由原发性肾小球疾病所引起者,约占 NS 的 75%;继发性 NS 指继发于全身疾病引起的 NS,其原因众多,如系统性红斑狼疮、糖尿病、多发性骨髓瘤、药物、毒物、过敏性紫癜和淀粉样变等,约占 NS 的 25%。

肾病综合征病因与年龄有关吗

年龄与肾病综合征(NS)的病因有一定关联,但非绝对。如儿童常见的原发性 NS 是微小病变性肾病,继发性 NS 则以紫癜性肾炎、乙肝病毒相关性肾小球肾炎、狼疮性肾炎(LN)为多;青少年常见的原发性 NS 是系膜增生性肾小球肾炎、膜增生性肾小球肾炎、局灶性节段性肾小球硬化症,继发性则以 LN、紫癜性肾

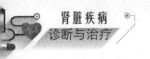
炎和乙肝病毒相关性肾小球肾炎为多;中老年人常见的原发性
NS 是膜性肾病,继发性 NS 则以糖尿病肾病、肾淀粉样变、骨髓
瘤性肾病和淋巴瘤或实体肿瘤性肾病为多见。

肾病综合征的主要临床表现有哪些

(1) 大量蛋白尿:大量蛋白尿是肾病综合征的标志,其标准
为:成人 > 3.5 g/d 或儿童 > 每天 50 mg/kg。蛋白尿的构成有
诊断价值。

(2) 低白蛋白血症:标准为 < 30 g/L。由血浆蛋白从尿中
大量丢失而引起,但低蛋白血症和大量蛋白尿在程度上可不完
全一致,因为低蛋白血症的程度还取决于摄入量、胃肠道吸收能
力、肝脏合成能力、机体分解水平和肾小管蛋白重吸收增加幅度
等因素。

(3) 水肿:水肿的出现及其严重程度常与低白蛋白血症的严
重程度呈正相关。水肿可以相当严重,甚至威胁生命;血容量可
减少、正常,甚至增高,后者可使患者肾素水平低下。严重的水
肿可干扰各器官正常生理功能,产生多种症状或异常。

(4) 高脂血症:血总胆固醇(TCh)、三酰甘油(TG)和磷脂均
明显升高,低密度及极低密度脂蛋白浓度增加,但以 TCh 增高发
生最早且较严重。长期高脂血症必然增加心血管疾病的发生机
会,也加重肾小球损伤和加速肾小球硬化。

(5) 血中多种蛋白浓度变化:包括 α_2 和 β 球蛋白升高;IgG

和补体可降低(易引起感染);纤维蛋白原和凝血因子增加,抗凝物质丢失,导致发生血栓并发症。

肾病综合征常见哪些并发症

(1)感染:较多见的有呼吸道感染、腹膜炎、胸膜炎等,也可表现为泌尿道感染。

(2)血栓栓塞性并发症:如肾静脉血栓形成,可表现为腰痛、蛋白尿剧增、血尿、短期内肾功能下降等;此外,还有外周深静脉血栓形成等。

(3)急性肾损伤(AKI):48 小时内血肌酐上升 26.5 μmol/L 或比原来增加 50%,呈少尿型急性肾功能衰竭表现。

(4)肾小管功能损伤:如出现肾性糖尿等肾小管功能异常。

(5)骨和钙代谢异常:如低钙血症和活性维生素 D 水平下降等。

(6)内分泌和代谢异常:多种激素和微量元素下降,可致阳痿、味觉障碍、伤口难愈、免疫受损和贫血等。

(7)营养不良。

原发性肾病综合征主要由哪些疾病引起

引起原发性肾病综合征最常见的原发性肾小球疾病为:

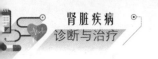

①微小病变性肾病;②系膜增生性肾小球肾炎;③膜性肾病;
④膜增生性肾小球肾炎;⑤局灶性节段性肾小球硬化症。

针对肾病综合征的治疗主要有哪些

(1) 休息:应以卧床休息为主,病情缓解后可逐步增加活动,
3个月后可复学或复职。

(2) 治疗低蛋白血症:①饮食:高蛋白质饮食有利于纠正负
氮平衡与低蛋白血症,但会加重蛋白尿,加重肾损伤。建议摄入
优质蛋白质每天 1 g/kg 伴非蛋白质热量每天 35 kcal/kg(约合
粮食每天 7.0 g/kg 和油脂每天 0.8 g/kg)。②出现以下情况要注
输白蛋白:包括血白蛋白 < 25 g/L,全身严重水肿,使用呋塞米
后出现容量不足表现和因严重间质水肿可能导致急性肾损
伤时。

(3) 治疗水肿:①钠盐摄入,一般应限钠,但在大量使用利尿
剂、呕吐、食欲不振时可能会有低钠症状,故应视病情和血钠测
定结果调整,建议3~5 g/d。②使用利尿剂:主要使用呋塞米,常
静脉给药,有低钾或低钾倾向时加用螺内酯,为提高血浆和小管
内渗透浓度可用甘露醇,但应注意勿加重肾损伤。③极严重者
可用超滤技术清除水分。

(4) 治疗高凝:①当血白蛋白 < 25 g/L 时应常规使用预防
性治疗,可选用有解聚(如双嘧达莫、阿司匹林)、抗凝(如肝素、
华法林)和溶纤(如尿激酶)作用的药物。②当发生肾静脉血栓

形成时应视病情采用手术取栓或置入导管溶栓和(或)全身投入抗凝和溶纤药物等。③加强监测,校正药量,以既达到治疗目的,又不引起出血为度。

(5) 降脂治疗:①治疗高三酰甘油血症,常用纤维酸类,如非诺贝特、吉非贝齐等。②治疗高胆固醇血症常用3羟基3甲基戊二酰单酰辅酶A(HMGCoA)还原酶抑制剂,如普伐他汀、氟伐他汀和阿托伐他汀等。

(6) 治疗急性肾损伤:按引发原因施治,包括使用利尿剂、糖皮质激素、纠正低血容量和血液透析等。

针对肾病综合征原发病治疗的药物主要有哪些

1. 糖皮质激素

(1) 指征:按疗效依次排列的原发性肾小球疾病为微小病变性肾病(MCD)、膜性肾病(MN)、部分局灶性节段性肾小球硬化症(FSGS)和部分系膜增生性肾小球肾炎(MsPGN)。常用口服治疗,必要时应加用静脉冲击治疗。

(2) 剂量和用法:常用泼尼松或泼尼龙每天 $0.8\sim1$ mg/kg,口服,8 周后逐步减量,每 $1\sim2$ 周减少 $5\sim10$ mg,至 30 mg/d 时放慢减量速度,至 15 mg/d 时更慢,总疗程可用 $6\sim12$ 个月或更长。药物以清晨 1 次给药为好,以减少对垂体—肾上腺轴的抑制;及时改为隔日治疗可减少不良反应,但疗效亦有降低。甲泼尼龙(MP)常静脉给药,常用 $120\sim240$ mg/d, $2\sim3$ 天后改量维持或

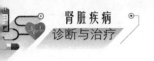

改为口服;亦可每周 1～2 天,连续 2～3 周,剂量同上。

(3) 不良反应:很多,严重的有引发消化性溃疡、糖尿病、股骨头坏死、白内障和感染等。

2. 细胞毒药物

主要用于对糖皮质激素无效、疗效不佳、依赖、不能耐受者,或反复发作的肾病综合征,且无使用本类药物禁忌者。这类药物主要不良反应有抑制免疫、诱发感染、抑制造血、抑制生殖腺功能和致畸及可诱发肿瘤等。

(1) 环磷酰胺(CTX)每天 1.5～2.5 mg/kg,静注或静滴 8 周;或每次 8～10 mg/kg,每 2～4 周 1 次,共 5～6 次;累积总量 8～12g。本药可引起脱发、出血性膀胱炎和粒细胞减少。

(2) 硫唑嘌呤,常用 50～100 mg/d。

(3) 苯丁酸氮芥(CB1348),常用每天 0.1 mg/kg,分 3 次口服,现已少用。

3. 环孢素(CsA)

常用于 MCD、MN 和增生性肾炎,不影响血糖和骨髓,但有肝肾毒性,故血肌酐 > 221 μmol/L 时不主张使用。常用量为每天 3.5～4.0 mg/kg,分 2 次给药。要监测血药浓度,保持合理谷值,以减少毒副反应,疗程 3～6 个月或更长。可加用硫氮唑酮 30 mg/d 以增效。

4. 麦考酚吗乙酯(MMF)

主要用于 MN、MsPGN、IgA 肾炎、狼疮性肾炎和小血管炎。常用量 1.5～2.0 g/d,维持量 0.5～1.0 g/d,疗程 3～6 个月或更长,常见不良反应有腹泻、呕吐和疱疹病毒感染等。

微小病变性肾病

微小病变性肾病有何临床特点

微小病变性肾病(MCD)多见于幼儿,发病高峰在 2~8 岁,占儿童原发性肾病综合征(NS)的 80%~90%,成人中并不少见,中年为多,老人也不低,占成人原发性 NS 的 20%。约 1/3 患者起病于上呼吸道感染或过敏之后,余可在无任何诱因下突然起病。20% 有镜下血尿(常 < 10 个/HP),成人和老人更多。NS 各项表现明显和严重,蛋白尿可高达 40 g/d,多为以白蛋白为主的选择性蛋白尿,但老人选择性可稍差。多数患者有高凝状态,但血栓栓塞性并发症并不太多见。部分患者可以自行缓解或以反复发作为特点,大多数对激素治疗敏感。

微小病变性肾病如何治疗

微小病变性肾病(MCD)对激素治疗大多敏感,首选泼尼松口服,儿童开始剂量为 60 mg/m²,成人每天 0.8~1.0 mg/kg,清晨 1 次顿服,90% 的儿童 4~6 周有效,85% 的成人约 8 周有效,个别需 12 周才有效。然后逐渐减量。如无效可考虑加用

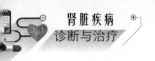

免疫抑制剂,常用的是环磷酰胺,可在激素使用下每天或隔天静脉注射 200 mg,或每周静脉滴注 400～600 mg,或在激素减量时每 2～4 周静脉滴注 1 次,总量为 8～12 g。亦可使用环孢素或麦考酚吗乙酯。

微小病变性肾病的预后如何

微小病变性肾病预后良好,有报告称 10 年存活率＞95％。死亡者以老年人为多,死亡以心血管疾病和感染为主,可为激素使用不当或细胞毒性药物不良反应所致。长期追踪发现,儿童发展至慢性肾功能衰竭者极罕见,成人约 3％,多见于对激素治疗无效或合并存在局灶性节段性肾小球硬化症者。

膜性肾病

膜性肾病有何临床特点

膜性肾病可见于任何年龄,以 36～40 岁最多见,占成人肾病综合征(NS)的 20％～40％,占原发性肾小球疾病的 10％。多隐袭起病,少数有前驱感染症状,15％～20％以无症状性蛋白尿、80％以肾病综合征为首发症状;60％有镜下血尿,50％有高血压,80%有水肿。本病极易发生血栓栓塞性并发症,以肾静脉血栓形成为最多见。病程进展缓慢,通常是以持续性蛋白尿为特征,经过多年肾功能才逐渐恶化。如发生肾功能迅速恶化,应考虑合并肾静脉血栓形成或合并抗肾小球基膜抗体的新月体肾炎。

膜性肾病应与哪些疾病鉴别

首先应除外继发性膜性肾病,后者常见于服用药物(如卡托普利)、风湿病(如系统性红斑狼疮、干燥综合征、混合性结缔组织病等)、感染(如疟疾、血吸虫病、乙型和丙型肝炎等)、肿瘤(如肺、胃肠道、乳腺、卵巢和肾等恶性肿瘤和淋巴瘤、白血病等)和其他疾病(如糖尿病、结节病、甲状腺炎、重症肌无力、镰状红细胞贫血、血栓性血小板减少性紫癜等)。对中老年患者尤其重要,而且年龄越大,继发性膜性肾病机会越多。早期 MN 应与微小病变性肾病、局灶性节段性肾小球硬化症等原发性肾小球疾病鉴别。

膜性肾病如何治疗

除一般治疗外,常用激素和免疫抑制剂治疗,但不主张过于积极。

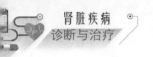

(1) 对无肾病综合征者,常用血管紧张素转换酶抑制剂或血管紧张素受体阻滞剂类药物,控制血压至125/85mmHg以下。

(2) 对有肾病综合征者,应使用激素与烷化剂联合治疗,国外推崇苯丁酸氮芥,国内多用环磷酰胺(CTX)。可选方案有:①甲泼尼龙1.0 g/d, 3天,泼尼松每天0.5 mg/kg, 27天;继以苯丁酸氮芥每天0.2 mg/kg, 30天,重复使用共6个月(3个疗程)。②泼尼松每天0.5~1.0 mg/kg, CTX每天1.5~2.0 mg/kg口服。③甲泼尼龙冲击:甲泼尼龙1 g/d静脉滴注,3天,必要时2周重复1次,不超过3次;间歇期间和疗法结束后,口服泼尼松40~60 mg/d, 4周后再逐渐减量,直至维持量。④CTX冲击:在使用泼尼松基础上,每2~4周使用CTX 400~800 mg静脉滴注,共6个月。⑤小剂量激素与环孢素联合使用:环孢素每天4~6 mg/kg, 12个月。⑥小剂量激素加麦考酚吗乙酯。⑦小剂量激素加他克莫司(普乐可复,FK506)等。

(3) 常规使用解聚药和有指征时抗凝和溶栓。

以上治疗必须视病情选择和调整。

膜性肾病的预后如何

本病进展缓慢,有一定自然缓解率,儿童30%~50%,成人约22%可自然缓解;10年存活率约80%;15~20年后约50%患者进入尿毒症。影响本病预后的因素主要有:①年龄:儿童预后较好,成人较差。②性别:女性比男性好。③持续蛋白尿（＞6个月），严重蛋白尿（≥6 g/d），早期即有高血压和肾功能减退者预后不良。④病理为Ⅲ期和Ⅳ期者预后不良;有肾小球节段性硬化、肾小管萎缩、间质有炎细胞浸润、纤维化或出现泡沫细胞者预后差。⑤有严重并发症预后差。

局灶性节段性肾小球硬化症

何谓局灶性节段性肾小球硬化症 ◗

　　局灶性节段性肾小球硬化症（FSGS）是以蛋白尿或肾病综合征为主要临床表现,以部分肾小球（局灶）及其毛细血管襻的部分小叶（节段）发生硬化性病变为病理特点的临床综合征。随病程进展,临床上表现为慢性进行性肾功能损害和尿毒症,病理上演变为弥漫性硬化、球性硬化。本病分为原发性和继发性两类,后者可继发于全身疾病和其他病理类型的原发性肾小球肾疾病,本节仅讨论前者。

局灶性节段性肾小球硬化症的临床表现如何 ◗

　　本病多发生在儿童及青少年,男性多于女性。多为隐匿起

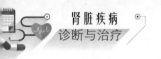
病,少数以上呼吸道感染为前驱。多以蛋白尿为首发症状,早期可有高度或中度选择性,后为非选择性蛋白尿;50%以肾病综合征首发。半数以上有镜下血尿,偶见肉眼血尿,成人中约 2/3 患者起病时已有高血压,就诊时已有肾功能减退者常见。常有肾小管功能受损的表现,如糖尿和尿酸化障碍等。高脂血症较常见。

局灶性节段性肾小球硬化症还应与哪些疾病鉴别

应与微小病变性肾病、局灶节段性增生性肾小球肾炎(属增生性肾炎,有局灶性节段性硬化和纤维化,可有小新月体,无 IgM 沉积和无足突融合)、老年肾(正常人老年有起于包膜下皮质肾小球的全小球性荒芜性硬化)和继发性局灶性节段性肾小球硬化症(可见于狼疮、紫癜、HIV 感染和海洛因中毒等)鉴别。

局灶性节段性肾小球硬化症该如何治疗

1. 一般治疗

(1) 有高血压和(或)水肿者应限钠,常限盐 3～5 g/d。

(2) 蛋白质摄入:肾功能正常者按每天 1.0 g/kg 给予,肾功能不全者按肾衰竭情况给予。

2. 激素

现主张用延长足量治疗,即泼尼松每天 1 mg/kg,4～6 个月,6 个月无效判为激素抵抗,此法完全缓解率可达 30%。

3. 免疫抑制剂

对激素抵抗、大剂量依赖、1 年内复发 3 次以上或激素治疗出现严重毒副反应者,可加用免疫抑制剂,常用的有:

(1) 环磷酰胺:间歇静脉给予,总量 < 150 mg/kg,应注意告知和防治不良反应;国外还有用苯丁酸氮芥口服者。

(2) 硫唑嘌呤:近期疗效不佳,有报道称远期疗效较好。

(3) 环孢素:常用每天 4～6 mg/kg,多于 1 个月左右起效,用药 6 个月无效应停用;75% 患者于停药后复发,故现常用 12 个月以上。本品有肝肾毒性,当血肌酐 > 221 μmol/L 时忌用。激素与小剂量环孢素联合使用可减少本品毒副反应。

(4) 麦考酚吗乙酯:常用 0.75～1.5 g/d,分 2 次服。有报道称疗效较好。

(5) 还有报道称应用他克莫司(普乐可复,FK506)和西罗莫司有效,但例数尚少,待研究证实。

4. 其他

(1) 血管紧张素转换酶抑制剂和血管紧张素受体阻滞剂类降压药,可控制血压减少蛋白尿。

(2) 他汀类降脂药控制总胆固醇。

(3) 解聚和抗凝治疗以改善高凝状态。

(4) 抗氧化剂维生素 E 等。

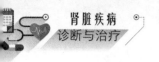

局灶性节段性肾小球硬化症预后如何

预后较差,只有不足 5% 患者可自发缓解。本病 5 年和 10 年肾衰竭发生率分别为 30% 和 60%,发病后 15 年内,约有 75% 进展至尿毒症。

影响预后的因素主要有:①治疗与否:接受激素治疗者缓解率为未治者的 4~10 倍;②对激素治疗有良好反应者预后较好,尿毒症发生率约为 15%,反之约为 85%;③蛋白尿量:呈肾病综合征者 5 年肾存活率(肾功能损害还未达尿毒症水平)为 75%,而无肾病综合征者为 92%;④发病时已有肾功能损伤者预后差;⑤病理:顶端型预后最好,门周型和非特异型次之,细胞型和塌陷型最差;有间质纤维化和小管萎缩者差;⑥血清 C3 补体水平增高者预后较好。

系膜增生性肾小球肾炎(含 IgA 肾病)

什么是系膜增生性肾小球肾炎

系膜增生性肾小球肾炎(MsPGN)是指一组以弥漫性肾小球系膜细胞增生及不同程度系膜基质增多、毛细血管壁正常为主要特征的肾小球疾病。分为 IgA 肾病和非 IgA MsPGN 两类。本病在欧美较少见,而在我国却很常见,占原发性肾小球疾病的25％～33％,占原发性肾病综合征的50％。

系膜增生性肾小球肾炎有什么临床表现

本病以青少年多见,男多于女,40％以上呼吸道感染为前驱,余为隐袭起病。临床表现多样,无症状蛋白尿和(或)血尿最常见,余依次为肾病综合征,慢性、急性肾炎综合征。以血尿为表现者高达80％,多为镜下血尿,约30％为肉眼血尿。蛋白尿程度不一,多呈非选择性。起病时约1/3已有高血压,1/5已有肾功能减退。

系膜增生性肾小球肾炎应如何治疗

无肾病综合征者可用血管紧张素转换酶抑制剂和血管紧张素受体阻滞剂类降压药治疗,以延缓其发展。表现为肾病综合征者,选择激素治疗,疗程可稍长。激素无效或不能耐受、反复发作者,可减少激素加用环磷酰胺。肾活检结果提示活动性改变明显时,可酌加用甲泼尼龙或环磷酰胺冲击。活检提示以慢性病变为主者宜激素减量,如已伴明显肾功能下降则不宜再使用激素和免疫抑制剂,按肾功能减退处理。单纯血尿可不作处理。

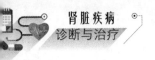
系膜增生性肾小球肾炎的预后如何

蛋白尿＜1 g/d 无论伴或不伴血尿,预后较好。蛋白尿＞3.5 g/d,如对激素和免疫抑制剂治疗有效者预后好,复发再治亦常有效;反之则差。病理显示重度增生(尤有节段性或多肾小球硬化和严重间质病变者),有持续大量蛋白尿、高血压和肾功能减退等表现者预后差。有血尿者的预后意义尚不清楚,有人认为单纯血尿者预后好。

什么是 IgA 肾病

1968 年 Berger 首先描述本病,故又称为 Berger 病。本病是以 IgA 为主的免疫复合物沉积在肾小球系膜区为病理特征,以血尿为主要临床特征的肾小球肾炎。本病亦可存在于多种疾病中,如过敏性紫癜、HIV 感染、Crohn(克罗恩)病、酒精性肝硬化和某些肿瘤中,称继发性 IgA 肾病。此外还有家族性 IgA 肾病。本病在西太平洋地区高发,在新加坡、日本、澳大利亚和新西兰等国,本病可占原发性肾小球疾病的 50%;印度和泰国仅 4%～7%,我国占 30%～40%,欧洲占 20%～30%,北美印第安人中可占 35%,而白种人中仅 2%。本病有家族聚集现象,男性为主。起初认为本病具有良性过程,现知亦为进行性表现,15%～40%

患者最终进入终末期肾衰竭。

IgA 肾病有哪些临床表现

典型表现为急性上呼吸道感染起病,当天至 3 天内出现程度不等的肉眼血尿,持续数小时到数天,个别可达 1 周,后转为镜下血尿;有反复发作的特点。不典型的包括:因胃肠道感染起病,或无前驱症状、潜伏期长至 1 周、仅镜下血尿、单纯性蛋白尿、肾病综合征、高血压等各种方式起病,求医后被证实。个别可有严重的腰痛、腹疼和尿痛。30%～40%表现为无症状持续或间歇性血尿;少数仅有蛋白尿,但在以后病程中约 20%出现血尿;5%～20%为肾病综合征,多为弥漫增生型伴或不伴肾小球硬化;不足 10%以急性肾衰竭起病,多为新月体性肾炎;有 10%就诊已是慢性肾衰竭。成人患者 50%以上有高血压。

如何诊断 IgA 肾病,应与哪些疾病相鉴别

临床表现典型者,诊断并不困难,但确诊依赖肾活检。鉴别诊断包括以下几项:

(1) 原发性肾小球疾病:①急性链球菌感染后肾小球肾炎(APSGN):本病潜伏期有 1～3 周,且常伴补体下降;②非 IgA 系膜增生性肾小球肾炎(MsPGN):靠免疫病理区分;③薄基膜肾

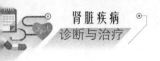
病;靠电镜检查鉴别。

(2) 继发性 IgA 肾病:范围极广,常见的有紫癜性肾炎、狼疮性肾炎、肝源性肾小球硬化症、强直性脊柱炎、类风湿关节炎、混合性结缔组织病、感染性关节炎等风湿病;谷蛋白肠病、溃疡性结肠炎、局限性肠炎等肠道疾病;疱疹样皮炎、银屑病等皮肤病;肺癌、喉癌、黏液腺癌、IgA 丙球病、蕈样真菌病、非霍奇金淋巴瘤等肿瘤病;周期性中性粒细胞减少症、混合性冷球蛋白血症、免疫性血小板减少症和红细胞增多症等血液病;以及特发性肺含铁血黄素沉着症、结节病、后腹膜纤维化、淀粉样变、重症肌无力、麻风、HIV 感染等。

(3) 外科原因血尿。

IgA 肾病如何治疗

(1) 一般治疗:与其他原发性肾小球肾炎相似。

(2) 血管紧张素转换酶抑制剂(ACEI)和(或)血管紧张素受体阻滞剂(ARB)类降压药:对无症状蛋白尿,尤伴血压增高者最相宜。

(3) 糖皮质激素:对蛋白尿 $>$ 1 g/d、肾功能正常者,有充分的循证医学证据证明使用泼尼松有益。

(4) 重症患者可联合使用激素、环磷酰胺冲击或甲泼尼龙冲击,或使用环孢素或麦考酚吗乙酯等。

(5) 血浆置换:以急进性肾小球肾炎为表现的,或病理证实为新月体肾炎的还可以加用血浆置换。

(6) 鱼油制剂：西方学者发现使用鱼油制剂有益，但循证医学证据不足。

(7) 其他：如抗凝、解聚和溶纤治疗、降脂治疗和必要时摘除扁桃体等。

IgA 肾病的预后如何

约有 4% 患者自发缓解。每年有 1%～2% 病例进入终末期肾病，10 年肾存活率为 80%～90%，最终发展成尿毒症者约 35%，20 年存活率为 70%～75%。与预后有关的因素计有：①男性，起病时年龄较大者预后差；②大量蛋白尿预后差，尤其对激素治疗无反应或反应不佳者；③起病已有高血压、肾功能减退者预后差；④有严重增生、肾小球硬化、新月体形成、毛细血管壁损害、间质纤维化，血管损害重者，预后差；⑤血尿与预后无关。

系膜毛细血管增生性肾小球肾炎

何谓系膜毛细血管增生性肾小球肾炎

系膜毛细血管增生性肾小球肾炎(MCPGN)又称膜增生性

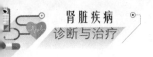

肾小球肾炎(MPGN)。分原发性和继发性两类。后者见于感染
(如乙型、丙型肝炎,内脏脓肿,感染性心内膜炎,分流性肾病
等)、自身免疫病(如系统性红斑狼疮、硬皮病、干燥综合征、混合
性冷球蛋白血症等)、肿瘤(如实体瘤、淋巴瘤、白血病等)和遗传
性疾病(如 α₁ 抗胰蛋白酶缺乏症、补体缺乏伴或不伴部分脂肪萎
缩等)等。此处叙述的为原发性。

系膜毛细血管增生性肾小球肾炎有何病理特征

可分 3 型。

(1) Ⅰ型:①光镜:弥漫性毛细血管壁增厚和毛细血管内细
胞增生,伴单核细胞和中性粒细胞浸润,系膜细胞和基质重度增
生,呈结节状或团块状且中心部硬化,并插入肾小球基底膜
(GBM)和内皮细胞间(形成"双轨征"),使毛细血管壁增厚,管腔
变窄,使球内小叶结构成分叶状。②免疫荧光:IgG、C3(亦可有
IgM 和 C1q)在系膜区和毛细血管内皮下呈粗颗粒状沉积。③电
镜:在上述区域见致密物沉积。

(2) Ⅱ型:①光镜:与Ⅰ型相似,但"插入"较轻,30％有新月
体形成。②免疫荧光:在系膜区和毛细血管内皮下 C3 呈粗颗粒
状沉积,IgG 少见。③电镜:致密物沉积于系膜区和 GBM 内,故
又名致密物沉积病。

(3) Ⅲ型:①光镜:与Ⅰ型相似。②免疫荧光:与Ⅱ型相似。
③电镜:致密物可在上皮和内皮下沉积;并分为ⅢA(GBM 断

裂)、ⅢB(中间体型致密物沉积)和ⅢC(上皮下和内皮下致密物沉积)。

系膜毛细血管增生性肾小球肾炎有何临床表现

本病约占原发性肾小球疾病的 10%，以Ⅰ型为多，约占80%，Ⅱ型和Ⅲ型分别占 7% 和 13%。Ⅰ型和Ⅱ型多见于 8～16 岁少儿，5 岁以下和 40 岁以上少见。约 30% 患者有上呼吸道感染为前驱，余隐匿起病。50%～80% 以肾病综合征，20% 以急性肾炎综合征(Ⅱ型多见)，余以无症状蛋白尿和(或)血尿(Ⅰ型为多)起病。起病时约 1/3 有高血压，1/4 有肾功能损害。病情进展较快，但个体间差异很大。20%～80% 有补体下降，其中Ⅱ型几乎都有持续低补体血症。60% 的Ⅱ型和 20% 的Ⅰ型患者C3 肾炎因子阳性。

系膜毛细血管增生性肾小球肾炎如何诊断

诊断依赖病理检查。本病诊断前除需与前述继发性膜增生性肾小球肾炎鉴别外，还需与病理形态相似的溶血性尿毒症综合征、移植物肾病、轻链病、重链病、糖尿病肾病等鉴别。

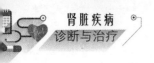
系膜毛细血管性肾小球肾炎如何治疗，预后如何

　　除一般治疗外,可给予血管紧张素转换酶抑制剂(ACEI)和血管紧张素受体阻滞剂(ARB)类药物,以及阿司匹林和(或)双嘧达莫;对有大量蛋白尿和肾功能减退的儿童,可加用泼尼松40 mg/m^2,隔日给药,疗程6～12个月;成人亦可试用,但尚缺有效的循证医学证据。

　　预后差,约50%患者在10年内发展至终末期肾病。影响因素有:

　　(1) 年龄:年龄小的比大的预后好。

　　(2) 临床:病初有肾功能减退、高血压、肉眼血尿、持续肾病综合征者预后差。

　　(3) 病理:Ⅲ型最好,Ⅱ型最差。

继发性肾小球疾病

系统性红斑狼疮肾损害

什么是系统性红斑狼疮,什么是狼疮性肾炎 ⊃———

系统性红斑狼疮(SLE)是一种累及多系统、多器官(如皮肤、关节、肺、肾、神经系统、浆膜腔等)的自身免疫性疾病,并以产生多种抗核抗体为显著特征。发病机制与免疫复合物形成有关。男女之比约为 1∶9,以青年女性为最,发病高峰在 15～35 岁,但亦可见于儿童及老人。我国患病率高于西方国家,约为 70/10 万人口,且在海外华裔人群中,患病率亦较高,提示可能与遗传因素有关。SLE 累及肾脏即为狼疮性肾炎(LN), 75％以上的 SLE 都有程度不等的肾损害临床表现,如加上有病理损害证据而无临床症状者,发生率几近全部。

狼疮性肾炎可分哪些病理类型,
与临床有何相关表现

2004 年国际肾脏病、肾脏病理和风湿病学者共同将狼疮性

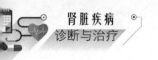

肾炎(LN)归纳成 6 型,即 ISN/RPS 分型,已为世界普遍接受。现择要简述于后:

(1) Ⅰ型,轻微病变型 LN,可无症状,不需特殊处理。

(2) Ⅱ型,系膜增生性 LN,临床上主要是血尿伴或不伴蛋白尿,无高血压和肾功能减退,常无须特殊治疗。

(3) Ⅲ型,局灶性 LN,临床有蛋白尿,或可有肾病综合征(NS)和肾功能减退(新月体较多时)。

(4) Ⅳ型,弥漫性 LN,Ⅳ型是临床上最常见也最严重的类型,常有 NS、高血压、肾功能减退和低补体血症。

(5) Ⅴ型,膜性 LN,本型与原发性膜性肾病相似,可表现为肾病综合征,肾功能大多正常;部分患者可无系统性红斑狼疮(SLE)的肾外表现和血清学特征,仅靠病理,尤其是电镜的特异性发现而获得诊断。

(6) Ⅵ型,严重硬化性 LN,特点是 90%以上肾小球硬化,可由Ⅲ、Ⅳ和Ⅴ型进展而来,临床上以缓慢进展的肾衰竭为特征,已不宜使用激素和免疫抑制剂。

(7) 各型间可转化,发生率为 30%～56%,通常转化为更严重的类型,有时需重复肾活检来确定。

(8) 其他病理改变还有肾小管间质性肾炎、血管病变、少或无免疫复合物的坏死性肾小球肾炎、药物性狼疮和肾小球足细胞病等,较少见。

LN 的病理与临床虽有相关,但临床轻而病理重或临床重而病理轻的现象屡见不鲜;但病理与预后关系密切,故肾活检仍是十分重要的诊断手段。

何谓狼疮性肾炎病理中的活动性病变和慢性病变

这两类病变对指导治疗和判断预后有重要意义。

(1)活动性病变:肾小球毛细血管内增生、重度系膜增生、系膜毛细血管增生、纤维素样坏死、细胞性和细胞纤维性新月体形成、白细胞浸润、核碎裂、内皮下大量免疫复合物沉积、白金耳样结构形成、微血栓形成、肾间质单个核细胞浸润、肾血管壁纤维素样坏死等。

(2)慢性病变:肾小球基膜弥漫性增厚、节段性或球性肾小球硬化、纤维性新月体形成、肾小管萎缩、间质纤维化和肾血管硬化等。

前者病情虽重,但有可逆性成分,积极治疗下可望有所改善;后者多为毁损性病变,治疗效果差,积极治疗的后果可能毒副作用巨而得益微,宜予保守治疗保护肾功能为主。

狼疮性肾炎是否都先有系统性红斑狼疮

虽说狼疮性肾炎(LN)应为系统性红斑狼疮(SLE)的一部分,从逻辑上说应先有 SLE 后有 LN,但实际上并非如此。大量患者患 SLE 多年,而从无肾脏受损的临床表现,如做肾活检可能已有Ⅰ型或Ⅱ型改变,应说已有 LN。另有不少患者,有明确的

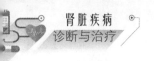
LN临床、血清学和病理学的证据,但很长时间内无SLE损害其他器官的表现和证据,即以LN为首发症状的SLE。此类患者如缺乏血清学证据,或夹杂其他疾病的表现时,会使诊断变得异常困难,这时肾活检有特别重要的意义。

狼疮性肾炎常有哪些肾外表现

(1) 面部:约50%患者有面部蝶形红斑,位于两面颊和鼻梁处,呈轻度的水肿性红斑,可有毛细血管扩张和鳞屑,重度渗出性炎症时可有水泡和痂皮,红斑消退后一般不留瘢痕和色素沉着;脱发见于50%的患者,是系统性红斑狼疮(SLE)活动的敏感指标之一;网状青斑常见,是血管炎的典型特征;荨麻疹、盘状红斑、甲周红斑、紫癜、裂片状出血、口腔及鼻黏膜溃疡等也很常见。

(2) 关节肌肉:约90%患者有关节疼痛,多为四肢小关节,约10%有轻度关节畸形,一般无骨侵蚀征象。1/3患者有肌痛,个别甚至出现肌无力症状或肌肉萎缩。

(3) 心血管:2/3的活动性系统性红斑狼疮患者发生心包炎,常短而轻;10%有心肌炎表现,可累及二尖瓣和主动脉瓣,于心尖区和心底部闻及收缩期杂音,后者也可能还与贫血、心动过速或发热有关,可有肺动脉高压;约25%有雷诺现象和(或)复发性血栓性静脉炎,后者可以是SLE的首发症状。

(4) 肺和胸膜:40%～46%的患者可发生胸膜炎;急性狼疮

性肺炎则不多见,常表现为呼吸困难,可无胸痛和咳嗽,严重者可有大咯血;还可表现为反复发作的肺不张,少数发展为弥漫性肺间质纤维化。

(5)血液系统:50%~75%的患者有贫血;60%的患者有白细胞减少;血小板可轻度降低。

(6)胃肠道:部分有恶心、呕吐;约50%有腹痛;20%~30%有肝脾肿大。

(7)神经系统:50%~60%有神经系统症状和体征,临床表现复杂多样,可有精神异常,如抑郁等;亦可发生癫痫、偏头痛、偏瘫、舞蹈病、外周神经病及视网膜病变等。

(8)其他:活动期90%有发热,热型不定,40%超过39 ℃;月经不规则,经前症状加重,特别是偏头痛;部分患者还可发生无痛性淋巴结肿大、腮腺肿大、结膜炎等。

狼疮性肾炎有哪些临床表现

狼疮性肾炎(LN)的病理多样性决定了它的临床多样性,从无症状到轻微尿检异常、肾病综合征(NS)、急性肾炎综合征、慢性肾炎综合征、急进性肾炎综合征、急性间质性肾炎和急(慢)性肾衰竭都可发生。通常随肾功能逐步减退,活动也趋于静止。为叙述方便,分为6类:

(1)轻型:占30%~50%,无症状,偶有尿检异常,蛋白尿 < 1 g/d,病理多为系膜增生型和局灶节段型(Ⅱ型、Ⅲ型)。

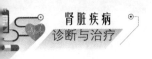

(2) 肾病综合征型:占 40%,占全部 NS 的 8%～10%;病理多为膜性(Ⅴ型)或弥漫增生型(Ⅳ型),前者进展慢,全身表现不活跃,后者可伴肾炎综合征,活动显著,进展快。

(3) 慢性肾小球肾炎型:占 30%～50%,有蛋白尿、高血压,可伴肾功能不全;病理多属Ⅳ型,预后差。

(4) 急性肾衰竭(ARF)型:多为少尿型 ARF,常由轻型或 NS 型转来,病理多属新月体肾炎或弥漫增生伴严重血管病变及间质炎症(Ⅳ型)。

(5) 肾小管损害型:除肾小球损害外,肾小管损害明显和突出,可有肾小管性酸中毒、夜尿等。

(6) 抗磷脂抗体型:抗磷脂抗体阳性,常有大、小动静脉血栓、栓塞,血小板减少,流产,肾大血管栓塞,肾毛细血管血栓性微血管病变和肾衰竭等;可与溶血性尿毒症综合征、血栓性血小板减少性紫癜和恶性高血压并存。

有关狼疮性肾炎的一些实验室检查意义如何

(1) 尿液检查:除一般尿检异常外,少数狼疮性肾炎患者尿中白细胞增多,所谓的白细胞尿,是狼疮活动的一项指标,并非尿路感染。

(2) 血液检查:血粒细胞减少,因系统性红斑狼疮活动所致,活动控制后可回升。

(3) 血清学检查:①未经治疗者抗核抗体阳性达 96%,其特异性约 70%;②抗 dsDNA(双链 DNA)敏感性为 72%,特异性为 96%,是一项非常有价值的诊断和活动指标;抗 ssDNA(单链 DNA)阳性率虽高,但特异性差;③抗非 DNA 的核抗原及胞质抗原的抗体:Sm 抗体的敏感性仅为 25%,特异性高达 99%,对确诊极有帮助;抗 nRNP(核糖核蛋白)抗体、抗 Ro/SSA、抗 La/SSB 抗体的敏感性和特异性均较差,但分别对混合性结缔组织病和干燥综合征有很高的特异性,有助于鉴别;④抗磷脂抗体:有助于临床分型和判断预后;⑤抗中性粒细胞胞质抗体:有助于分型和与血管炎鉴别;⑥补体:C3、CH50,尤其 C3 在活动期常降低,敏感性约 70%,有指导治疗意义;但作为诊断指标时应除外急性肾小球肾炎、膜增生性肾小球肾炎等低补体性肾炎。

(4) 狼疮细胞:阳性率为 50%～80%,现多弃用,在系统性红斑狼疮诊断标准中已为抗磷脂抗体所代替。

(5) 皮肤狼疮带试验对系统性红斑狼疮的诊断具有较高价值,但取材较麻烦。

狼疮性肾炎如何诊断

系统性红斑狼疮的诊断标准主要参照美国风湿病学会提出的分类标准,主要包括:①颧部红斑;②盘状红斑;③光过敏;④口腔溃疡;⑤非侵蚀性关节炎,累及 2 个或 2 个以上周围关节;⑥浆膜炎:胸膜炎和(或)心包炎;⑦肾脏病变:蛋白尿＞0.5 g/d、细胞管型、颗粒管型或混合性管型;⑧神经系统:非药物或代谢

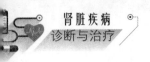
紊乱所致抽搐和(或)精神障碍;⑨血液学异常疾病:溶血性贫血
伴网织红细胞增多;或白细胞减少＜$4×10^9$/L,至少2次;或淋
巴细胞减少＜$15×10^9$/L,至少2次;血小板减少＜$100×10^9$/L
(除外药物影响);⑩免疫学异常:抗磷脂抗体阳性,或抗dsDNA
抗体阳性,或抗Sm抗体阳性,或梅毒血清试验假阳性;⑪抗核抗
体:免疫荧光抗核抗体滴度异常或相当于该法的其他试验滴度
异常,并排除药物诱导"狼疮综合征"。符合以上4项或4项以上
者即可诊断为SLE。

狼疮性肾炎的诊断标准是在系统性红斑狼疮的基础上加上
有肾受累的表现,特别是有血清学和病理学证据,即可确诊。

狼疮性肾炎患者该如何使用激素

(1) 口服泼尼松:常用每天1 mg/kg,8～12周,以后开始减
量直至隔日服0.25 mg/kg,依病情决定加或不加免疫抑制剂,总
疗程12～24个月。起始剂量以"足"为好,从中小剂量起用有时
是得不偿失的,可能会因疗效不佳而增加剂量延长疗程,反添不
良反应;也有人认为LN患者应终身服用激素,如泼尼松隔日
10～20 mg,这并非适合每个患者,应当顾及终身治疗的不良反
应,权衡治疗的必要性和危险性后决定为好。

(2) 甲泼尼龙静脉冲击治疗:常用0.25～0.5 g/d,3天后改
为口服维持。用于有急性肾衰竭、新月体形成等严重与活跃的
狼疮性肾炎,必要时可重复或加用环磷酰胺冲击治疗。

狼疮性肾炎患者该如何使用免疫抑制剂

(1) 环磷酰胺(CTX)冲击治疗:能抑制狼疮性肾炎的活动,稳定病情,减少激素用量;对抑制特异性抗体产生尤佳,对消除狼疮性肾炎的非特异性炎症和 T 淋巴细胞介导的免疫亦有良效。研究表明,CTX 冲击疗法较持续用药疗效更好且不良反应更少。用法为:每月 1 次静脉滴注 CTX $0.75 \sim 1.0 \, \text{g/m}^2$,共 6 个月;然后每 3 个月 1 次,直至 24 个月;全程应监测血白细胞,CTX 总量宜 $< 12 \, \text{g}$。同时口服中、小剂量泼尼松。实际使用中多有调整,如剂量减小和间隔缩短等。本品亦可口服,常用每天 $2 \, \text{mg/kg}$。加用环磷酰胺治疗较单纯激素治疗约可降低终末期肾病发生率 40%。

(2) 麦考酚吗乙酯:主要用于不能接受 CTX 治疗和因 CTX 治疗不良反应(如出血性膀胱炎、卵巢功能障碍等)不能继续治疗者,方法与前述其他疾病的类似,剂量以 $1.5 \, \text{g/d}$ 为多用,疗效不逊于 CTX。

(3) 硫唑嘌呤:主要用于肾外狼疮或 CTX 诱导缓解后的维持治疗,常用每天 $2 \, \text{mg/kg}$(最大剂量 $150 \sim 200 \, \text{mg/d}$)。

(4) 环孢素 A:主要用于膜性和难治性狼疮性肾炎,起始常用每天 $4 \, \text{mg/kg}$,分 2 次服,稳定后可减半维持;本品可增高血压,有肾毒性,减量时易复发。

(5) 血浆置换:本法是一种快速有效清除血液中免疫复合物和抗体的治疗技术;对新月体肾炎和抗磷脂抗体阳性的重症狼

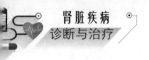

疮性肾炎有一定帮助,需与激素和免疫抑制剂联合使用。

对狼疮性肾炎患者还可用哪些治疗

除一般治疗外,按狼疮性肾炎患者病情可加用:

(1) 血管紧张素转换酶抑制剂和血管紧张素受体阻滞剂类药物:期望目标是降蛋白尿至 $0.5 \sim 1.0$ g/d,降血压至 $<130/80$ mmHg。

(2) 降脂治疗:高血脂持续 $2 \sim 3$ 个月者,宜加用 HMGCoA 还原酶抑制剂,如普伐他汀、氟伐他汀和阿托伐他汀等。

(3) 解聚、抗凝和溶纤治疗。

如何监测狼疮性肾炎是否活动

为使治疗恰到好处,必须监测狼疮性肾炎的活动指标。常用的有:蛋白尿量、dsDNA 和补体等。临床使用最方便的是尿蛋白定量,最敏感的是补体测定。

妊娠对狼疮性肾炎有何影响

狼疮性肾炎不活动、肾功能及血压均正常、无大量蛋白尿,并非绝对禁忌妊娠。统计资料表明,妊娠对母体有一定影响,包括加重肾脏负担、妊娠并发症增多和加重、妊娠期停药招致狼疮活动、分娩后狼疮性肾炎加重,使母体肾存活时间和生存时间下降等;对胎儿的影响包括增加流产和死胎发生率、妊娠期用药影响胎儿正常发育等。但当狼疮性肾炎静止可不用药时,就不会因药物造成母婴不利影响;血压正常则不会明显增加妊娠高血压的发生率和严重程度;蛋白尿 < 1 g/d,减少了加重母体水肿和影响胎儿生长发育的机会;肾功能正常为胎儿生长发育提供了正常的环境,也为母体日后疾病活动和处理留下足够的时间与空间。根据这几点对母婴观察,发现对他们近期和远期预后的影响都不大,是可以接受的方案。但仍需要注意以下几点:①患者若有肾功能降低,血压增高和(或)大量蛋白尿,应避免妊娠。②应在狼疮性肾炎临床缓解 1 年后受孕,并在孕期接受医学观察。③孕期保持狼疮性肾炎不活动,如有活动、非妊娠引起的高血压、大量蛋白尿、肾功能减退应终止妊娠,并积极治疗。④监测胎儿生长发育,当出现胎儿宫内窘迫时,应考虑终止妊娠。⑤狼疮性肾炎患者子痫发生率约 30%,先兆子痫可能是狼疮性肾炎活动的表现,区别主要依赖有无肾外狼疮活动的证据和血清补体水平。

狼疮性肾炎的预后如何

目前治疗下,狼疮性肾炎的 5 年和 10 生存率已分别达 90%

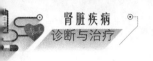

和85％以上。但狼疮性肾炎仍是系统性红斑狼疮的主要死亡原因,其预后与下列因素有关:

(1) 年轻男性肾衰竭发生率高。

(2) 病因:药物引起的"狼疮样综合征"预后好,病因不明者预后差。

(3) 病理类型:Ⅰ型、Ⅱ型预后好,Ⅲ型(5年肾存活率为75％～95％)和Ⅴ型尚可,Ⅳ型最差。

(4) 病变活动程度:持续活动或反复复发者,预后差。

(5) 氮质血症缓慢进展预示慢性不可逆肾衰竭的来临,而肾功能迅速恶化,病情虽凶险但有可能逆转。

(6) 持续低补体血症,预后差。

(7) 治疗:早期治疗,充分控制活动期,均直接影响预后;不接受治疗,自行停药或减量,合并严重感染者,预后差。

狼疮性肾炎患者如何进行自我保健

(1) 饮食:狼疮性肾炎患者除病情或治疗需要限制的以外,应摄取足够的营养,包括蛋白质、维生素(包括维生素D)、矿物质(包括钙);水和盐不宜多,清淡为宜;避免烟、酒或刺激性食物。

(2) 活动和运动:除有医嘱限制者外,运动和活动对狼疮性肾炎患者有益,但以不累为原则。常可选择散步、气功等。

(3) 避免日晒:狼疮患者对紫外线敏感,日晒会加重病情,故无论居家或出行均宜遮阳。

（4）用药：忌用青霉素和头孢霉素(无其他选择时例外)，禁用或慎用肾毒性药物，如氨基糖苷类抗生素和非类固醇抗炎药(NSAID)等。

（5）注意保暖，预防感染：感染是狼疮性肾炎的主要死因，不起眼的感染，有时也会送命，故应切实预防。

（6）调整情绪和心理：情绪低落、郁郁寡欢、焦虑、烦躁等不利康复；保持开朗、心情愉悦，有助于病情的改善。

过敏性紫癜肾损害（紫癜性肾炎）

何谓紫癜性肾炎，发病机制是什么

过敏性紫癜是以皮肤紫癜和含 IgA 的免疫复合物在组织中沉积为特征，以皮肤、胃肠道、关节及肾受损害为临床表现的一种系统性血管炎。本病多发于儿童，20％～50％累及肾，称紫癜性肾炎，其严重程度与肾外损害的严重程度并不一致。成人肾累及的比例高于儿童，程度也更重。

过敏与感染可能是本病的病因。部分患者起病前有感染，如上呼吸道感染(可由链球菌、衣原体、病毒和寄生虫等感染引起)，但感染与发生本病间关系还不肯定。许多患者病前有食物(如乳类、鱼、虾、蟹及蛤等)和(或)药物(如抗生素等)过敏史。目前认为本病是一种全身性免疫复合物疾病，是 IgA 循环免疫

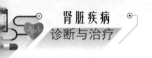

复合物相关的小血管炎,与 IgA 肾病十分相似,可能有相同的发病机制。本病和 IgA 肾病一样,肾内有以 IgA 为主的免疫复合物沉积,部分还可由 IgG 介导,肾损害程度与循环抗体滴度相平行,无肾累及者血中无此抗体。此外,T 细胞激活功能受损也可能参与发病。

紫癜性肾炎有哪些肾外表现

(1) 皮疹:绝大多数患者以紫癜为首发症状,这也是诊断的主要根据。典型表现为大小不等(常为冒针尖大小)微突于皮表的紫癜,对称分布于下肢伸侧、踝关节处,可累及臀部,偶及全身。皮损初起可为荨麻疹样、红色斑点状或多形红斑样,压之可消失;以后逐渐变为紫红色出血性皮疹,稍隆起皮表,压之不消失。皮疹消退时可转变为黄棕色。年幼儿还可累及手、足背、眼周、阴囊、头皮,可伴血管神经性水肿。老年人可见皮损中心出血性坏死或溃疡性改变。皮损可分批出现,大多数可有 1～3 次反复出现,个别可连续发作达数月甚至数年。

(2) 关节症状:约 2/3 患者有关节症状,常为多发性非游走性关节痛,累及膝、踝和手部关节为多见,由关节周围水肿所致;呈一过性表现,症状可于数日内消退,不遗留关节变形等后遗症。若关节症状发生于皮损前,易误诊为风湿性关节炎。

(3) 胃肠道症状:小儿患者中约 2/3 有胃肠症状,腹痛多见,常为脐周或下腹疼痛;可有程度不等的胃肠道出血,出血量多少不一,从仅有粪便潜血阳性到黑粪或血便都可发生。偶有发生肠套叠、肠穿孔、肠坏死者,个别发生蛋白丢失性肠病导致低蛋白血症。少数患者胃肠症状发生于皮肤紫癜前,造成诊断困难,有误为外科急腹症而手术探查者。

(4)其他组织器官受累:如淋巴结肿大、肝脾肿大、咯血(有肺出血)、肾炎所致的高血压脑病、脑紫癜性病变所致的抽搐、舞蹈病、瘫痪和昏迷,还可有心律失常、心包炎,偶见累及腮腺、胰、胆囊、肾上腺、睾丸、骨骼和周围神经。

紫癜性肾炎的病理表现有哪些

紫癜性肾炎的基本病理改变是程度不一的局灶性或弥漫性系膜增生,伴不同程度的新月体形成。严重的可见单核细胞、多核细胞浸润毛细血管丛并引起坏死;有系膜毛细血管增生的可伴系膜内皮下插入,呈"双轨"现象;可有球囊粘连、新月体形成。肾小管、间质的萎缩和纤维化程度常与肾小球病变程度一致。免疫荧光可见 IgA 呈颗粒状在系膜区广泛沉积,亦可有 IgG、IgM、C3、备解素和纤维蛋白相关抗原的沉积。电镜下可见电子致密物主要沉积于系膜区、偶见上皮下沉积,伴 GBM 断裂。国际小儿肾脏病研究组(SKDC)将紫癜性肾炎的病理改变分为6型。即:Ⅰ型:轻微肾小球异常;Ⅱ型:单纯性系膜增生不伴新月体形成;Ⅲ型:系膜增生性肾炎伴新月体形成(<50%);Ⅳ型:系膜增生性肾炎伴新月体形成(50%~75%);Ⅴ型:系膜增生性

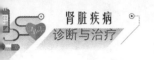

肾炎伴新月体形成（＞75％）；Ⅵ型：假性系膜毛细血管性肾小球炎。Ⅱ型～Ⅴ型再各分局灶性和弥漫性两亚型。

紫癜性肾炎有哪些肾脏表现

25％～60％的过敏性紫癜患者有紫癜性肾炎的临床表现，但肾活检显示，90％以上的过敏性紫癜患者有不同程度的肾损害。紫癜性肾炎直接影响过敏性紫癜的预后，如可因急进性肾小球肾炎致死或缓慢进展至肾功能减退；占小儿终末期肾病中的5％～28％。本病多发生于皮肤紫癜出现后数周内，以10～15天最常见；少数为数月之后；个别可于皮肤紫癜出现之同时，或2年之后发生；偶见发生于皮肤紫癜出现之前。本病最常见的表现是单纯血尿，多可痊愈；1/4～1/2患者可有肉眼血尿，伴程度不等的蛋白尿，水肿一般不重，20％～40％起病时有高血压。因肾受累程度不一而临床表现各异，轻重可相差很远。轻者仅镜下血尿，无水肿、高血压；部分患者可呈急性肾小球肾炎样改变，稳定后尿检异常仍可持续很久；部分表现为肾病综合征；极少数呈急进性肾小球肾炎改变，即使度过急性期，部分患者终将进入终末期肾病。临床表现与病理类型有一定相关性：

（1）肉眼或镜下血尿，伴或不伴轻微蛋白尿：病理多为Ⅰ型、Ⅱ型，很少为Ⅲ型，发生肾衰竭危险性＜5％。

（2）血尿伴持续蛋白尿：常为Ⅰ～Ⅳ型，发生肾衰竭危险性约15％。

（3）急性肾炎综合征：见于Ⅱ～Ⅳ型，发生肾衰竭危险性约15%。

（4）肾病综合征：见于Ⅱ～Ⅳ型，很少见于Ⅰ型或Ⅴ型，发生肾衰竭危险性约40%。

（5）肾炎型肾病综合征(同时有肾炎综合征和肾病综合征表现)：见于Ⅱ～Ⅴ型，以Ⅴ型为多，发生肾衰竭危险性＞50%。

（6）急进性肾小球肾炎，见于Ⅴ～Ⅵ型，发生肾衰竭危险性＞50%。

如何诊断紫癜性肾炎

诊断紫癜性肾炎主要依据是出血性皮疹和肾损害。典型皮疹有助于本病诊断；皮疹稀疏或出现肾脏症状时皮疹已消退者靠详细追问病史(包括关节、胃肠道症状)和皮疹形态；至于极少数以肾受累为首发症状，其后才出发皮肤改变者，在皮肤紫癜出现前作出准确诊断很困难。肾穿刺活检对本病的诊断、程度和评估预后有很大帮助。本病肾脏受损的临床表现与病理改变均与 IgA 肾病相似，应作鉴别，一般本病的毛细血管襻坏死和纤维素沉着程度较重。皮肤活检也有助于鉴别。有皮疹和肾炎综合征者应与原发性和继发性小血管炎鉴别，本病以 IgA 沉积为主，原发性小血管炎(如结节性多动脉炎、Wegener 肉芽肿等)常无免疫球蛋白沉积，而继发性小血管炎(如狼疮性肾炎、冷球蛋白血症等)则以 IgG 和 IgM 沉积为主。皮疹等肾外表现不明显时

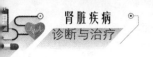

还应与急性链球菌感染后肾小球肾炎鉴别,后者水肿、高血压比较明显,有 C3 补体暂时性下降等特点。

紫癜性肾炎的治疗措施有哪些

本病目前尚无特异治疗,如能发现可能的病因,如感染、食物或药物过敏,则应予治疗或祛除。一般治疗与其他肾炎相似。激素可改善关节和腹痛症状,但不能预防复发。对有肾损害者,应争取做肾活检,以确定新月体数目、性质和血管受损情况。传统的激素及环磷酰胺治疗可以使用,但其有效性尚缺乏有力的循证医学证据,有证据证明甲泼尼龙 0.5～1.0 g/d, 3 天后继以泼尼松每天 1 mg/kg,疗程 3 个月,对严重肾受损有效。有些报道称联合使用激素、环磷酰胺(或硫唑嘌呤)、肝素或华法林或双嘧达莫治疗新月体肾炎有效,对重症患者静脉滴注免疫球蛋白或单纯血浆置换有效,现还难以肯定其普遍价值。

紫癜性肾炎的预后如何

过敏性紫癜为自限疾病,无肾受累者 1～6 周恢复,偶可反复发作达数月之久。过敏性紫癜偶因急腹症(如穿孔、坏死、肠套叠)或因中枢神经系统并发症死亡外,预后主要取决于肾受累程度。病后 18 个月,儿童和成人的完全恢复率分别达 94% 和

85%。本病症状常在几个月内逐渐消失；本病有自行缓解倾向，但轻型多于重症，儿童多于成人；复发却极为常见。重症患者预后不佳，最终发展为终末期肾病。影响预后的因素有：起病时有肾病综合征（或大量蛋白尿）、高血压、肾功能不全、肾活检示新月体＞50%和有明显间质性肾炎者。

糖尿病肾病

什么是糖尿病肾病

糖尿病肾病（DN）是糖尿病最常见的并发症，是糖尿病患者死亡的主要原因之一。糖尿病患者中30%～40%出现肾损害，5%的2型糖尿病患者在确诊时已有肾损害，国人无论糖尿病还是糖尿病肾病发病率都低于西方国家，但增长速度很快。因糖尿病肾病引起的终末期肾病已占肾衰竭患者总数的13.2%，透析治疗后5年生存率仅50%，远低于其他病因的肾衰竭，说明预后不良。2007年国际肾脏病学者建议将原用的糖尿病肾病名称改为糖尿病肾脏疾病（DKD），它包括糖尿病性肾小球硬化症、肾小动脉硬化症、肾盂肾炎或泌尿道感染和肾乳头坏死等；而病理证实的肾小球改变则改称糖尿病肾小球病。所谓糖尿病肾脏疾病指因糖尿病引起的蛋白尿、高血压、水肿、肾功能不全等肾脏病变的总称，而糖尿病肾病则仅指糖尿病所特有的与糖代谢异

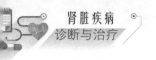

常有关的糖尿病性肾小球硬化症。本书考虑到传统因素和患者熟悉程度等原因仍沿用糖尿病肾病名称。

1型和2型糖尿病都会引起糖尿病肾病吗

1型和2型糖尿病都会引起糖尿病肾病,但有明显区别。1型糖尿病患者(包括隐性无症状的)30年内累计糖尿病肾病发生率为40%,显性(有症状的)1型糖尿病10年内即达50%,20年内75%发展为终末期肾病,有微量白蛋白尿的,每年尿白蛋白增加10%～20%,10～15年发展成糖尿病肾病。2型糖尿病患者10年后仅20%～25%出现微量白蛋白尿。由于糖尿病患者中2型糖尿病占90%,所以临床糖尿病肾病仍以2型糖尿病患者为多见。

糖尿病肾病的发病机制是什么

糖尿病肾病的发病是一个极其复杂的过程。根本原因是胰岛素代谢障碍和高血糖所造成的后果。

(1) 糖代谢异常:高血糖使蛋白糖基化高级产物增多,改变了肾小球基膜结构和通透性,使白蛋白和胆固醇等在系膜区积聚引起系膜增生和基质增多,使白蛋白调节功能受损、激活巨噬细胞释放细胞因子、改变胶原成分使肾小球基膜增厚;高血糖激活多元醇通路影响细胞代谢,使细胞肿胀破坏,以及其他代谢异常。

(2)血流动力学改变:使肾小球出现高灌注,引起肾小球增大和产生蛋白尿等改变。

(3)脂代谢紊乱:糖尿病常伴脂代谢紊乱,引起肾小球硬化和肾动脉粥样硬化。

(4)肾结构功能改变:多种血管活性因子、生长因子和细胞因子的释放参与肾脏结构功能改变。

(5)其他:还有氧化应激和遗传因素的影响。

所以,积极控制血糖和纠正糖尿病的代谢紊乱,早期干预,是有可能预防糖尿病肾病的发生和发展的。一旦结节性硬化形成,产生临床蛋白尿,便难以逆转其进程。

糖尿病肾病有哪些临床表现,如何分期

根据糖尿病患者肾功能、病理改变和蛋白尿特点,可将 1 型糖尿病所引起的糖尿病肾病进行分期。分述于后:

(1) Ⅰ期,肾小球高滤过期:肾小球滤过率(GFR)增高,可达 150 ml/min;尿白蛋白排泄率(UAE)正常 ($< 20~\mu g/min$,$< 30~mg/d$);有肾小球肥大。本期改变有可逆性。

(2) Ⅱ期,正常白蛋白尿期:GFR 为 130～150 ml/min;尿白蛋白排泄率正常,应激时可增高(20～200 $\mu g/min$);肾小球基膜增厚和系膜基质增加。本期改变还有可逆性。

(3) Ⅲ期,微量白蛋白尿期(早期糖尿病肾病):GFR 正常(90～130 ml/min);尿白蛋白排泄率 20～200 $\mu g/min$,尿常规无

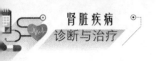
蛋白尿,尿蛋白定量 < 0.5 g/d;肾小球基膜增厚和系膜基质增加更明显。本期改变仍有一定的可逆性。

(4) Ⅳ期,大量蛋白尿期(临床糖尿病肾病):GFR 为 $20\sim90$ ml/min,下降速度每年 $2\sim20$ ml/min,平均每年下降 12 ml/min;UAE>200 μg/min,尿蛋白定量 > 0.5 g/d,可出现肾病综合征;肾小球基膜明显增厚,系膜基质增宽,可有典型的结节性肾小球硬化。积极控制血糖、血脂和血压仍有减缓发展作用。

(5) Ⅴ期,肾衰竭期:肾小球滤过率 < 20 ml/min,可有高血压和尿毒症相关症状;UAE 可已减少;病理上多为弥漫性硬化及终末期表现。

其中Ⅰ期和Ⅱ期为临床前期,Ⅲ期及以后为临床期糖尿病肾病。

2 型糖尿病的糖尿病肾病分期与此相似,唯高血压更多见,仅稍有不同。由于 2 型糖尿病的糖尿病肾病临床前期难以被发现,故亦可分为早期、临床期和晚期 3 期,分别相当于上述分期中的Ⅲ期、Ⅳ期和Ⅴ期。

糖尿病肾病的诊断依据是什么

糖尿病肾病患者最早出现的临床证据是微量白蛋白尿。一般而言,1 型糖尿病患者有 5 年或以上病史,出现微量白蛋白尿便应考虑糖尿病肾病;2 型糖尿病因起病隐匿较难确定起病日期,因此确诊 2 型糖尿病时或以后,只要有微量白蛋白尿即应考虑糖尿病肾病。微量白蛋白尿的诊断标准是：随意尿检查尿白蛋白为30～299 $\mu g/mg$ 肌酐，或 24 小时尿白蛋白定量达 30～299 mg/d($20\sim199$ $\mu g/min$)；如超过此值上限，即为显性白蛋白尿。如3～6 个月内的 3 次检查中有 2 次超过上述数值即可诊为微量白蛋白尿。如无其他可引起微量白蛋白尿的情况，如感染、运动、高血压、心力衰竭、脓尿和血尿等，便可作为诊断糖尿病肾病的依据之一。由于在有糖尿病史和微量白蛋白尿的患者中经肾活检证实约40％并非糖尿病肾病，所以，对有大量蛋白尿、糖尿病视网膜病变、10 年以上病史的 1 型糖尿病患者，诊断糖尿病肾病比较可靠；对无视网膜病变、短期内肾小球滤过率快速下降、快速增加的蛋白尿或肾病综合征、顽固性高血压、血尿明显、伴其他系统症状和体征以及使用血管紧张素转换酶抑制剂和(或)血管紧张素受体阻滞剂后2～3 个月内肾小球滤过率下降＞30％者应注意除外其他原因。肾活检则可做出明确判断，尤当尿液检查有较多红细胞、有其他肾病史、短期内蛋白尿骤增或＞5 g/d、蛋白尿明显而视网膜病变缺如者，肾活检更有必要。

糖尿病肾病的预防性治疗原则是什么

糖尿病肾病的治疗分为预防性治疗和肾衰竭后的替代治疗两部分。预防性治疗的原则是 3 级预防，即：Ⅰ级预防：防止无蛋白尿者向微量白蛋白尿发展；Ⅱ级预防是：防止微量白蛋白尿发展至临床蛋白尿；Ⅲ级预防是防止临床蛋白尿发展至终末期肾

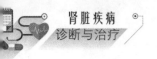

病。所以,对糖尿病患者定期作尿液检查,血糖、血压、血脂、肾功能和眼底检查十分必要。

糖尿病肾病患者的饮食应注意哪些

目前主张糖尿病肾病早期即对蛋白质摄入有所限制。因为高蛋白饮食可增加肾小球的血流量和压力,加重高血糖所引起的肾血流动力学改变,给予低蛋白质饮食后可使其改善甚至恢复。有报道称每日摄入含蛋白 0.8 g/kg 的饮食能减缓临床期糖尿病肾病的肾功能下降速度。对已有大量尿蛋白、水肿和肾功能不全者,除应限钠外,蛋白质摄入宜"少而精",即限量保质为原则,宜摄入高生物价蛋白质(以动物蛋白质为主)每天 0.6 g/kg,必要时可使用必需氨基酸或其酮酸。使用胰岛素时,摄入适量的糖类(碳水化合物)以保证足够的热量,年轻患者以每天 35 kcal/kg、老年患者以每天 30 kcal/kg 为妥 (1 kcal＝4.184 kJ)。脂肪宜选用植物油,脂质摄入量以使摄入的总热量合理为度;希望达到患者体重(扣除水肿)达标、肌肉量不减少、低蛋白血症不严重和肾功能稳定的目标。

糖尿病肾病患者应如何使用降糖药

研究表明,通过严格控制血糖可使糖尿病肾病患者微量白蛋白尿和临床蛋白尿发生率分别下降39%和54%。能起预防作用的目标值是:空腹血糖 < 6.1 mmol/L、餐后 2 小时血糖 < 8.0 mmol/L 和糖化血红蛋白 < 7.0%。降糖措施除饮食控制和适量运动外,常需降糖治疗。口服降糖药可选磺脲类的格列喹酮(糖适平),此药经肾脏排出少,对肾脏影响小;其次是格列吡嗪(美吡哒),其代谢产物虽部分由肾脏排出,但其代谢产物活性弱,故不易引起低血糖反应,比较安全。格列本脲(优降糖)以及格列齐特(达美康)的活性代谢产物均有部分经肾脏排出,肾功能不全排出延迟时可引起顽固性低血糖反应,尤其对老年人应慎用。氯磺丙脲因其半衰期长(32 小时),20%～30%以原型由肾脏排出,故禁用于糖尿病肾病患者。双胍类的苯乙双胍(降糖灵),以原形由尿排出并可引起乳酸性酸中毒,对临床期糖尿病肾病患者不宜使用。

糖尿病肾病患者应如何使用胰岛素

糖尿病肾病患者宜尽早使用胰岛素治疗,除能迅速有效控制血糖外,胰岛素还有抑制炎症、保护胰岛细胞和降低糖尿病慢性并发症发生率的作用。对已有肾功能不全者,更应使用胰岛素治疗,避免使用磺脲类(除格列喹酮)和双胍类口服降糖药,但阿卡波糖(拜糖平)、罗格列酮、吡格列酮尚可使用。对血糖不稳定的 1 型糖尿病,甚至需用胰岛素泵治疗,使血糖能稳定地控制在满意水平。中晚期糖尿病肾病,要根据血糖监测结果及时调整

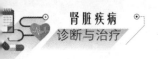
胰岛素剂量,因为此时患者常因食欲不振进量减少、肾脏对胰岛素的降解减少、体内胰岛素半衰期延长等,易发生低血糖反应。必要时应放弃使用中效或长效胰岛素改用普通(正规)胰岛素。

抗高血压治疗对糖尿病肾病有何意义

研究表明当收缩压 > 140 mmHg 时,1 型和 2 型糖尿病性肾病的肾功能分别以每年 6% 和 13.5% 的速度下降;当收缩压 < 140 mmHg 时,下降速度都降至 1% 左右。糖尿病患者的高血压常以夜间血压过低开始,以后日间血压虽为正常但活动后增高。随病程进展,主动脉顺应性下降,收缩压明显升高。糖尿病肾病早期便有蛋白尿,如能使之减少或降至正常,将明显减缓肾小球硬化的发生,所以在选用降压药时,要选能降低肾小球内血压和蛋白尿的药物,以求一举两得。治疗目标为:蛋白尿 < 1.0 g/d 者血压为 130/80 mmHg,蛋白尿 > 1.0 g/d 者血压为 125/75 mmHg。

糖尿病肾病患者应如何治疗高血压

抗高血压治疗应从糖尿病患者出现高血压时即开始,以阻挡其进入糖尿病肾病;已进入糖尿病肾病者,则是以延缓发展为目的。降压治疗除限钠措施外,常选联合用药。目前临床常用的 5 类降压药都可选用:

(1) 血管紧张素转换酶抑制剂类:研究显示,2年治疗可使1型糖尿病的糖尿病肾病发生率从21%降至7%;但本品的降蛋白尿作用受患者基因影响,故有很大个体差异,应对疗效不佳者改用或合用他药;本品有咳嗽、一过性降低肾功能、引起高钾等不良反应,禁用于有肾动脉狭窄者。

(2) 血管紧张素受体阻滞剂类:有延缓2型糖尿病肾功能减退速度作用。

(3) 钙离子拮抗剂类:如氨氯地平,降蛋白作用逊于前两类。

(4) β受体阻滞剂:以往曾认为本品不利于糖尿病肾病,现认为小剂量(如美托洛尔50~100 mg/d)并无不利影响,且其显著的心脏保护作用,可降低糖尿病肾病的心脏并发症发病率和病死率。

(5) 利尿剂:以往曾认为不利于糖代谢,现知使用氢氯噻嗪12.5~25 mg/d并无影响。

(6) 其他降压药,如哌唑嗪、可乐定等。

综上所述,糖尿病肾病的抗高血压治疗应以(1)和(2)类药物联合使用为基础,需要时加大剂量,必要时加用(3)类药物,有指征时加用(4)和(5)类药物,有困难时再加用(6)类药物。每种药物均有不良反应,使用时应注意。

糖尿病肾病还应给予哪些辅助治疗

(1) 降脂治疗:糖尿病患者常有高脂血症,后者参与胰岛细胞损伤过程,促进肾小球硬化和间质纤维化,故降脂治疗亦必不

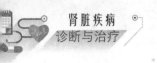

可少。当低密度脂蛋白胆固醇(LDLC) > 3.38 mmol/L、三酰甘油(TG) > 2.26 mmol/L 时应开始治疗。目标为:总胆固醇(TCh) < 4.5 mmol/L、LDLC < 2.5 mmol/L、TG < 1.5 mmol/L、高密度脂蛋白胆固醇(HDLC) > 1.1 mmol/L。总胆固醇升高为主者首选他汀类药物,以三酰甘油增高为主者首选纤维酸衍生物类药物。

(2)降蛋白尿治疗:以血管紧张素转换酶抑制剂和血管紧张素受体阻滞剂类药物为主。

(3)限制蛋白质摄入。

(4)积极治疗并发症。

晚期糖尿病肾病怎么治

进入终末期肾病的糖尿病肾病患者,应施替代治疗。包括:

(1)血液透析:内生肌酐清除率 < 20 ml/min 即可开始透析,血管条件差是常见困难,病死率为非糖尿病肾病者的 2.5~3.0 倍,主要死于心血管并发症。

(2)腹膜透析:指征同血透。虽无血管条件困难,但腹腔感染、高脂血症和肥胖等不利因素增加,故疗效与病死率和血透相似。

(3)移植:包括肾或胰肾联合移植,尽管术前已作了心血管检查筛选和必要的手术与非手术处理,单纯肾移植的成功率和移植肾功能保有时间仍低于非糖尿病患者。胰肾联合移植稍优,1 年患者存活率为 94%、肾存活率 91% 和胰存活率 67%,

3 年则分别为 89％、69％和 64％。

糖尿病肾病的预后怎样 ⊃——

一旦进入临床蛋白尿期,糖尿病肾病预后不良,其肾功能将进行性下降。约 25％的患者在 6 年内、50％在 10 年内、75％在 15 年内发展为终末期肾病,从出现蛋白尿到死于尿毒症的平均时间为 10 年,尿蛋白 > 3.0 g/d 者多在 6 年内死亡。死因主要为心血管并发症,比常人高 37 倍。主要的危险因素有:遗传、种族、年龄、高血压、糖尿病控制不佳、高血脂、眼并发症、胰岛素耐受等。蛋白尿是一独立危险因素,2 型糖尿病患者伴蛋白尿者,10 年累计病死率达 70％,而不伴蛋白尿者,仅为 40％;吸烟是另一个危险因素,吸烟者伴蛋白尿为 19％,不吸烟者仅 8％。另外,年龄以 26～45 岁组病死率最高;病理则以弥漫型小结节型糖尿病性肾病最易进展至尿毒症。

尿酸性肾病

什么是尿酸性肾病 ⊃——

人类嘌呤代谢的终产物为尿酸,嘌呤存在于核苷酸中,而后

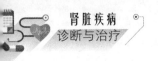

者主要在细胞核内。当尿酸血浓度超过正常即为高尿酸血症，如达到过饱和程度便会向组织析出结晶并沉淀，引起损伤，主要累及关节、血管、皮肤和肾脏。关节炎常发生在跖趾关节，有疼痛并可变形，故又称痛风性关节炎；血管损伤常引起高血压；皮肤损害常在末梢部位和肢体远端关节周围，形成"痛风石"；尿酸性肾损害即广义的尿酸性肾病，包括尿酸性结石、慢性间质性肾炎和急性尿酸性肾病等，后两种即狭义的尿酸性肾病，又称痛风肾。如尿中尿酸增多，称高尿酸尿症，可单独或与高尿酸血症合并存在。

怎么会发生尿酸性肾病

高浓度尿酸在酸性环境中形成无定形结晶，在碱性环境中形成尿酸盐成针状结晶，UA 及其结晶可引起炎症和堵塞等改变，导致前面所述几种类型的肾损害。人体内尿酸约 80% 是内源性的，2/3 由肾脏排出，1/3 经肠排出。高尿酸血症分原发性和继发性两类。前者 99% 为特发性，系肾重吸收尿酸过多，为多基因遗传，少数是一些有关嘌呤代谢酶的基因异常性缺陷所引起。继发性常见于肿瘤及其溶解综合征、肾功能不全、铅中毒和过量嘌呤摄入。

尿酸性肾病有哪些临床表现

（1）慢性尿酸盐肾病（属于慢性间质性肾炎之一）：40 岁以

上男性多见,男∶女为 20∶1;常隐匿起,尿酸盐沉积引起间质炎症和纤维化、肾小球硬化,尿沉渣检查常正常,后有小管性蛋白尿、夜尿,10～20 年内发展为终末期肾病;以血尿酸增高甚于血肌酐增高为特征。

(2) 尿酸性肾结石:系高尿酸尿症在尿液酸化和高度浓缩时形成,发生率为 10％～25％,可排出鱼子色、桑椹样脆而硬的结石,可引起肾绞痛、尿路梗阻、积水、继发感染等。

(3) 急性尿酸性肾病:当血中尿酸急剧增高,引起急性间质性肾炎、双侧尿路阻塞而发生急性肾衰竭,多见于肿瘤大剂量放、化疗后引起的肿瘤溶解综合征,预先给予补液、碱化尿液和别嘌醇等药物可预防或减轻。

高尿酸血症还可引起或加重高血压,后者再引起肾衰竭。

继发性高尿酸血症多见于肾衰竭,后者使前者加剧,前者使后者恶化,虽然前者的临床表现较原发性高尿酸血症要轻微。

痛风患者的饮食应注意哪些事项

(1) 粮食类(碳水化合物),如米、面等,并无妨碍。

(2) 蛋白质类,如瘦肉、禽类,煮沸去汤后可食用,不吃炖肉或卤肉,牛奶和鸡蛋影响较小,摄入量每天 < 0.8 g/kg 为宜。

(3) 少吃脂肪,脂肪不利尿酸排泄。

(4) 多饮水(包括碱性饮料),宜 2 000～3 000 ml/d。

(5) 乙醇极易诱发痛风发作,尤其是啤酒,故痛风患者应禁酒。

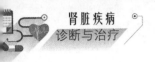

(6) 限制高嘌呤类食物摄入。

如何区分食物中嘌呤含量

根据嘌呤含量,可将食物分为 4 类:

(1) 低嘌呤(每 100 g 含嘌呤 < 50 mg)食物:①五谷类:米、麦、高粱、玉米、马铃薯、甘薯、面粉、通心粉等;②蛋类:鸡蛋、鸭蛋、皮蛋;③乳类:牛奶、乳酪;④饮料:汽水、巧克力、可可、麦乳精、果汁、茶、蜂蜜、果冻;⑤各种水果、蔬菜和油脂,为痛风患者可进之食品。

(2) 中嘌呤(每 100 g 含嘌呤 50~150 mg)食物:如鸡肉、猪肉、牛肉、羊肉、鱼、虾、螃蟹、各种豆类及其制品、笋干、金针、花生、腰果、芝麻等,为痛风患者限进之食品。

(3) 高嘌呤(每 100 g 含嘌呤 150~500 mg)食物:如豆苗、黄豆芽、花菜、紫菜、香菇、乌鱼、鲨鱼、鳕鱼、海鳗、动物内脏、蛤蚌、干贝、带鱼、鳊鱼干、沙丁鱼、牡蛎、鲢鱼、鸡汤、肉汤等,为痛风患者忌进之食品。

(4) 极高嘌呤(每 100 g 含嘌呤 > 500 mg)食物:如小鱼干、乌鱼皮、酵母粉等,为痛风患者禁进之食物。

尿酸性肾病怎样治疗

纠正高尿酸血症是防治尿酸性肾病的关键。主要措施有 3:

（1）减少尿酸合成：目前主要用别嘌醇，此药疗效确切，但有少见的可致命的不良反应，如变态（过敏）反应和粒细胞减少症等，故应从小剂量开始，监测血白细胞。血尿酸水平降至正常后改用维持量，肾功能不全时应减量。

（2）减少肾重吸收尿酸：如苯溴马隆、磺吡酮、丙磺舒、氯沙坦、非诺贝特和阿托伐他汀等，在肾小球滤过率 < 30 ml/min 时作用很弱，当尿中尿酸 > 600 mg/d 时不宜使用，以防尿中尿酸过高加重肾损害。

（3）增加分解：尿酸氧化酶，国内尚无市售。

（4）其他治疗：包括低嘌呤饮食、多喝水、碱化尿，治疗关节、血管（含高血压）和结石等病患。无症状高尿酸血症和肾衰竭时常出现继发性高尿酸血症，亦应治疗，原则同上。

其他继发性肾小球疾病

可引起肾损害的常见病毒有哪些

常见的有人类免疫缺陷病毒（HIV，即艾滋病病毒）、甲型、乙型和丙型肝炎病毒（HAV、HBV 和 HCV）、巨细胞病毒（MCV）等。

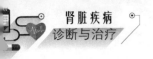

乙型肝炎相关性肾病有何特点

在乙肝高发区,如亚非地区,母婴传播最为重要,故儿童多见;欧美以成人多见,可能与毒品和性有关。目前认为本病主要是以病毒抗原与体内抗体形成免疫复合物致病,也有认为是病毒感染导致的自身免疫病或病毒直接感染肾脏致病。病理类型以 MN 最多,也有 MsPGN、硬化性肾小球炎和 MPGN 等。乙肝相关的 MN 病与原发性 MN 在病理上有很大不同,故肾活检有诊断价值。

我国现行的诊断标准为:①血清 HBV 抗原阳性;②有肾小球肾炎表现;③可除外 LN 等其他继发性肾小球疾病;④病理标本上找到 HBV 抗原。

治疗主要是针对病因治疗,但已有肾功能减退时使用干扰素的效果还有待评估。一般不主张使用激素,因并不能改善蛋白尿,反而可能促使病毒复制。阿糖胞苷、胸腺提取物和核苷类似物可能有效,也尚待证实。

还有哪些常见的继发性肾小球疾病

常见的有:混合结缔组织病肾损害、类风湿关节炎肾损害、系统性硬化肾损害、原发性干燥综合征肾损害、ANCA 相关血管炎肾损害、肝肾综合征、异常球蛋白血症肾损害(包括巨球蛋白血症、轻链病、重链病、冷球蛋白血症等)、多发性骨髓瘤肾损害、肾淀粉样变性、溶血性尿毒症综合征、可卡因和海洛因相关肾病等。

其他肾脏疾病

尿路感染

什么是尿路感染

尿路感染(UTI)是由各种病原体入侵泌尿系统引起的疾病。可按病原分为细菌性、真菌性等;按部位分成上尿路感染(肾盂肾炎和输尿管炎)和下尿路感染(膀胱炎和尿道炎);按症状分为有症状和无症状两类;按有无尿路异常(如畸形、结石、梗阻和反流等)分为复杂性和非复杂性两类。本病是人类最常见的感染性疾病之一,发病率或许仅次于感冒。据全球资料统计,在自然人群中有症状尿路感染的年发病率为0.91%。本病以女性为多,40%~50%的妇女一生中至少患过1次尿路感染,国内女性的年发病率为2.05%;男子,尤其50岁以上,发病率逐年增加并可超过同龄女性。此外,幼婴儿、学龄前期女童、蜜月期和孕期妇女、老人、糖尿病、神经系统疾病和肾移植患者、尿路结构功能异常和留置导尿者易患本病。

引起尿路感染的病原体有哪些

95％以上的尿路感染由单一细菌引起,以革兰阴性菌为多,其中又以大肠埃希菌为最。据统计约90％的门诊和50％的住院的尿路感染患者的致病菌为大肠埃希菌,主要见于无症状菌尿、非复杂性尿路感染和初次尿路感染。克雷伯杆菌、假单孢菌属和变形杆菌属常见于复发性尿路感染。10％～15％的尿路感染由革兰阳性菌所致,多系葡萄球菌属和粪肠球菌;在性活跃期女子的症状性尿路感染中常见腐生性葡萄球菌(仅次于大肠埃希菌)。真菌(以念珠菌为多)性尿路感染多见于长期使用广谱抗生素、留置导尿、糖尿病和接受免疫抑制治疗者(如肾移植)。

病原体是如何从尿道进入肾引起感染的

病原体从尿道进入到肾,即所谓"上行感染",是最常见的感染途径。正常人尿道口周围和女子阴道前庭均有细菌存在,但通常并不引起感染,这是因为人体存在一整套的防御机制。发生感染的第一步是致病菌要移行至尿道。基因研究表明,某些细菌有能黏附于人尿路上皮细胞的粘连素(细菌毒力),而某些妇女具有对细菌粘连素的高亲和性(易感性),当两者都具备时,细菌移行就可能发生;故局部干燥与清洁有预防作用。第二步是

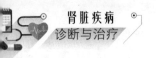
从尿道进入膀胱,研究提示性交是个重要原因,但还需有其他条件参与,故频发尿路感染的性活跃期女子,性生活后排尿及服药有预防作用。第三步是从膀胱上行进入肾脏,这主要通过膀胱输尿管反流和肾内反流,这也是造成慢性肾盂肾炎的重要原因(见反流性肾病节)。在这一过程中还有一个重要因素便是细菌的致病力。

病原体可以从血流侵入肾脏吗

约不到3%的患者其致病病原体是经血流抵肾的;主要是金黄色葡萄球菌、沙门菌属、铜绿假单孢菌和念珠菌。易感患者主要是有尿路梗阻、肾瘢痕形成、肾小管内堵塞、血管异常、钾缺乏、多囊肾、糖尿病、过量镇痛剂使用和肾损伤等。除此之外很少发生。

哪些情况易患尿路感染

常见的有:

(1) 尿路梗阻,如结石、前列腺肥大,可使尿路感染高发12倍。

(2) 泌尿系畸形或功能异常,如多囊肾、神经源性膀胱。

(3) 导尿及尿路器械检查。

(4) 女性的解剖与生理特点为尿道短、直和宽,括约肌作用弱,还有经期、妇科疾病、性激素变化及性生活和妊娠等的影响,使女性较男性高发 8～10 倍。

(5) 抵抗力低下,如慢性消耗性疾病等。

急性肾盂肾炎有哪些表现

急性肾盂肾炎(APN)是指病原体由血行或上行等方式侵入肾脏,引起急性间质性肾炎和肾小管细胞变性坏死和肾盂肾盏的感染;可为双侧,但多为单侧;可广泛可局限,有轻有重;严重者可致坏死性肾乳头炎。本病可发生于任何年龄,但以育龄妇女为最多见,起病急骤。临床上常有 3 组改变:

(1) 全身症状:高热寒战,常伴头痛、呕吐。

(2) 肾局部症状:常有明显的肾区压叩痛,伴尿痛、尿频和尿急等尿路刺激症状。

(3) 尿液检查:以白细胞增多为特点,清洁中段尿细菌培养可获阳性结果。延误治疗可发展成菌血症和败血症,及时诊治则绝大多数可完全治愈。本病复发和再感染很常见,小儿、伴反流、梗阻或其他先天性尿路畸形者,有易患尿路感染的基础疾病者,以及反复发作者有可能发展成慢性肾盂肾炎。

尿常规检查对急性尿路感染有何诊断价值

尿白细胞增高,每高倍镜视野超过 5 个即为脓尿,有症状者

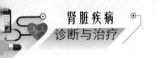

阳性率为95％,但不甚可靠,尿白细胞排泄率较可靠但欠方便。可有以血尿为主者,尤在布鲁杆菌、诺卡菌、放线菌和结核菌感染时多见,可见于急性肾盂肾炎和膀胱炎,在尿道炎、阴道炎中几乎不存在,有鉴别价值。可伴少量暂时性蛋白尿,持久和多量蛋白尿提示肾小球受累。

尿细菌学检查对急性尿路感染有何诊断价值

细菌学检查极具诊断和指导治疗价值。单一菌种生长,罕见污染;除革兰阴性菌外,腐生性葡萄球菌和粪肠球菌感染在年轻女性中并不少见,表皮葡萄球菌、乳酸杆菌、厌氧菌、棒状杆菌等阴部常居菌较少引发感染(特殊情况例外);2种以上细菌生长以污染为多,除非另有原因。美国传染病学会推荐的菌落计数标准为:①有下尿路感染症状,菌落计数 $> 10^3$ 个/ml;②有肾盂肾炎症状,菌落计数 $> 10^4$ 个/ml,即可诊断。在急性尿道综合征、球菌和真菌感染、已用抗生素、大量饮水、利尿、尿液酸化、尿路梗阻、腔外感染时,菌落计数仅 10^2 个/ml诊断亦可成立。侵入性方法采集标本可以免除污染之虑,还可定位,如使用耻骨上膀胱穿刺取尿对诊断膀胱炎有益,膀胱冲洗法可区分膀胱炎和肾盂肾炎,双侧输尿管插管法则更优,唯创伤更大。

急性肾盂肾炎该如何治疗

(1) 一般治疗包括卧床休息、多饮水。

(2) 使用碳酸氢钠(小苏打)缓解尿路刺激症状,且可加强青霉素、氨基糖苷类、红霉素类和磺胺类药物的作用,但可降低四环素类和呋喃类药物的作用;去除诱因和矫正畸形。

(3) 抗菌治疗:病初仅稍有发热时可选用复方磺胺甲噁唑片(复方新诺明,SMZ/TMP)、吡哌酸、诺氟沙星、左氧氟沙星等治疗,72 小时(尿培养已有报告)至 96 小时后(药物敏感试验已报告)决定是否调整方案;如原方案有效,可用 7~14 天。有高热等严重感染时应静脉给药,最好按培养和药敏试验结果选用抗生素,或依经验选用头孢哌酮或丁胺卡那(对葡萄球菌、克雷伯杆菌、变形杆菌、铜绿假单胞菌和大肠埃希菌敏感),或氟喹诺酮类(对变形杆菌、枸橼酸杆菌、克雷伯杆菌敏感),或哌拉西林、氨苄西林、呋喃妥因(对 D 群肠球菌敏感)。5 岁以下小儿常伴尿路畸形,感染会影响肾发育、形成或加重反流,故疗程结束后应每 2 周做 1 次尿培养,至少做 3 次,一有异常发现即施治疗。

慢性肾盂肾炎有何特点

以往将病程超过 1 年,反复发作的肾盂肾炎或反复发作的尿

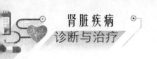
路感染伴肾功能损害的,称为慢性肾盂肾炎,已被证明是不正确的。研究表明,急性肾盂肾炎反复发作后只有极少数会演变成慢性肾盂肾炎,与病程长短并无关系。现时的诊断标准为:应有肾脏瘢痕及与瘢痕位置对应的肾盏变形;有肾小管间质功能损害或小管间质功能损害甚于肾脏滤过功能损害;有尿路感染的病史和(或)尿液细菌学证据。研究还表明,能符合上述标准的只有:①膀胱输尿管反流,占儿童慢性肾盂肾炎的绝大多数和成人慢性肾盂肾炎的50%;②尿路梗阻;③伴或不伴感染的镇痛剂肾病;④非感染性急性肾乳头坏死。因此,慢性肾盂肾炎可分为3种临床类型:即反流性CPN(反流性肾病)、梗阻性慢性肾盂肾炎(伴感染的梗阻性肾病)和特发性慢性肾盂肾炎(原因不明的慢性肾盂肾炎)。由于慢性肾盂肾炎时双肾受累明显不一,有时一侧肾可完全正常,所以不可能靠肾活检诊断,只能以影像学证据为标准,故常依赖于X线平片、排泄性和逆行尿路造影、CT、磁共振、放射性核素肾图和超声探测。当影像学证据不足时,结合小管功能改变、病史、尿液、尿细菌学证据诊断,但应与感染性和非感染性小管间质疾病鉴别。

什么叫再发性尿路感染,复发和再感染有区别吗

尿路感染反复发作称为再发性尿路感染,再发性尿路感染可分为复发和再感染两类。复发是治疗不久后原致病菌又引起尿路感染,常在停药后1~6周内发生,尿培养和药敏试验结果与

初发时相同,提示上次治疗方案欠妥,事实上并未痊愈。据此主张,在初次尿路感染后应随访 6 周。在临床工作中,常见不少患者初发感染时未做培养而使判断变得困难。另有患者因轻度尿检异常,长期使用抗菌药物,感冒药物不良反应和药物性慢性间质性肾炎风险,实在是得不偿失。再感染指治疗后又发生新的尿路感染,尿培养可证实由另一种细菌引起者。这常发生在上次尿路感染的 6 周后。造成再感染的原因主要是引起尿路感染的基础疾病未治愈或招致尿路感染的诱因未解除,如尿路畸形、反流、梗阻、留置导尿、妊娠、合并胃肠道疾病、糖尿病、使用免疫抑制剂或免疫低下疾病及个人卫生习惯不良等。

慢性肾盂肾炎该如何进行抗菌治疗

慢性肾盂肾炎急性发作时按急性肾盂肾炎治疗。反复发作者应先做尿培养以区分复发与再感染,如系梗阻畸形所致应尽早手术纠正,一时不能纠正可用敏感抗感染药物 6 周;系剂量或疗程不足者可加用 4 周;确有瘢痕形成者,可用大剂量敏感抗感染药物 8 周。1 年内发作 3 次以上者称复发性尿路感染,在末次治疗失败时,判断系药物不敏感所致者改用敏感药物;系剂量不足者加大剂量治疗 6 周;治疗有效后使用低毒性药物低剂量长程治疗,如复方磺胺甲噁唑片(复方新诺明,SMZ/TMP),每晚 1 片,3～6 个月,或呋喃妥因每晚 2 片,1～2 年。女性复发性尿路感染约 85% 是再感染,宜按急性尿路感染重新施治。

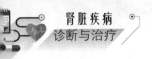
何谓复杂性尿路感染

复杂性尿路感染指尿路有器质性或功能上异常(包括畸形、反流)、尿路有异物(如结石或留置导尿)、在梗阻(包括机械性和功能性)、肾实质病变(如糖尿病性肾病、多囊肾等)基础上发生的尿路感染。反之即为非复杂性尿路感染或单纯性尿路感染。

何谓膀胱炎,怎么治疗

急性膀胱炎与急性肾盂肾炎的区别在于无发热与明显肾区压叩痛,提示感染还局限于膀胱。可用单剂抗生素(相当于 2 倍剂量)1 次投用或 3 天短程治疗,效果好但复发率较高;如症状不缓解或 2 周内复发,应在尿培养后选用适宜药物治疗 7~14 天,培养阴性者宜寻找原因。伴有肾脏问题的孕妇亦可按上述流程用药,但获培养阳性者疗程宜超过 2 周。伴肾脏问题的非孕妇和伴前列腺问题的男性,治疗 7~14 天后应做培养,未转阴者加用 2 周以上疗程直至转阴;女性在以后妊娠时应每月复查尿常规和中段尿培养。复杂性尿路感染应按尿培养结果选用抗生素,治疗 2 周后重复培养,阳性者改选适宜药物延长疗程直至转阴,并尽量治疗基础疾病和矫正异常。另一类为频发性膀胱炎,亦分复发与再感染两种,要注意有无特殊菌种感染、轻度混合感染和存在易感因素等情况,其治疗与慢性肾盂肾炎大体相同,但很少静脉用药。每年发作 3 次或以上者,应在末次治疗有效后常规予以低毒性药物低剂量长程治疗 1 年或更长。值得提出的是,不要随意使用抗菌药,近年来耐药菌成倍增长的态势,将会把我们逼向无药可用的绝境。

什么叫无症状菌尿

无临床症状而有意义的菌尿者,称为无症状菌尿。所谓有意义菌尿是指连续 2 次清洁中段尿培养为同一细菌,菌落计数在 10^4 个/ml～10^5 个/ml 或以上者。但应结合患者年龄、性别、尿液标本采集方法、尿液分析结果、培养所得细菌种类及菌株、菌落计数结果和尿沉渣检查结果等因素来综合判定。本症很常见,在"健康"女性中无症状菌尿可达 4％,孕妇中可达 7％;在"健康"男性中也有 0.5％。随年龄增加而增加,65 岁以上男女性分别为 12％和 21％。及时诊断和适宜治疗对他们的预后有重要意义,尤其对有白细胞尿、5 岁以下儿童、孕妇、糖尿病和有梗阻或尿路畸形者。治疗与有症状尿路感染者同,应治至菌尿消失。

什么叫急性尿道综合征

急性尿道综合征又称无菌性尿频排尿不适综合征,是指仅

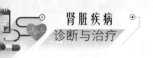

有明显的尿频和(或)排尿不适的症状,无发热、无尿常规检查异常、尿培养阴性或病原体菌落计数过少,达不到可诊断尿路感染的水平者。诊断本综合征前,应排除其他疾病,如直肠肿瘤、女性的盆腔炎症和肿瘤、男性的良性前列腺增生症和恶性肿瘤、糖尿病等疾病引起膀胱收缩无力等。经长期追踪和随访,发现本征患者中约70%实际上仍为细菌性尿路感染和特殊病原体感染,如结核、真菌和厌氧菌等,只是当初未能检出;其余30%患者中大多数为支原体和衣原体感染(以沙眼衣原体感染最为常见,尤其在年轻生育期或性生活活跃期女性中)等,少数则为尿路局部刺激(如过紧的合成纤维内裤)、过敏、动力学功能异常(如老年人)和焦虑性神经官能症等引起。特别应提到的是衣原体感染,在国外已成为首位病因,国内也有类似发展倾向,虽然不是全部,但绝大多数由性传播。

小儿的尿路感染有何特点

(1) 新生儿和婴儿尿路感染往往属于全身感染败血症的一部分,有可能存在严重尿路先天畸形。临床表现多不典型,常导致死亡或永久性肾实质损害,应高度警惕。

(2) 2岁以后的患儿临床表现比较典型,膀胱刺激征、血尿等较常见,诊断较容易;3岁以后的小儿尿路感染发病率显著降低。

(3) 小儿尿路感染预后比成人差,是造成反流性肾病和终末期肾病的重要原因。儿童急性尿路感染,经治疗后症状及尿菌常在数日内消失。但约50%发生复发或再感染,多伴尿路结构异常,其中膀胱输尿管反流占35%～40%。约30%的反流患儿形成瘢痕,而有瘢痕的患儿几乎全有反流。尿路感染患儿中12.5%～25%最终形成瘢痕。尿路感染对男孩的影响尤大,女孩在第一次尿路感染后瘢痕形成率为5%,男孩则为10%～15%;在学龄前儿童中最易形成瘢痕,10岁以上明显降低。肾脏瘢痕使肾生长不良,即使日后反流被矫正,仍有10%最终发展成终末期肾病。如早期发现,及时、正确治疗(长疗程、低剂量治疗),可使80%单侧、40%双侧膀胱输尿管反流中止,90%的肾脏获正常发育。

妊娠期尿路感染有何诊治特点

妊娠期尿路感染可无症状,由于结构与生理原因,有症状的却未必是感染,故尿液检查与培养对诊断意义重大。妊娠期无症状菌尿发生率为4%～7%,但30%～40%会发展成APN,后者使死胎、流产和子痫的发生率增高,且对母体危害也较大,故应施治疗。考虑到胎儿原因,可用药物有:青霉素族和头孢菌素族、红霉素族和林可霉素类。不宜使用的药物有:氨基糖苷类、喹诺酮类、呋喃类(后期禁用)和磺胺类。禁用药物有:四环素、氯霉素和新生霉素。哺乳期可选青霉素族、头孢菌素族和林可霉素等。

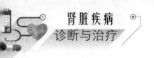
老年人尿路感染有何临床特点

老年人尿路感染临床症状常不典型:原有病症与现有尿路刺激症状相重叠而不易识别,部分患者仅有非特异性症状而易被漏误诊。因易发生菌血症、败血症和感染性休克,故应做尿培养和血培养监测。无症状菌尿多见,或呈慢性顽固性感染,复发和再感染率高。肾小管功能受损突出,有时就医时已是尿毒症。发病率高,可达25%～50%。因不能以尿常规判断,故诊断高度依赖培养。治疗重点是基础疾病,抗菌治疗常用单一疗程,并注意矫正剂量。

男性尿路感染有什么特点

50岁前男性很少患尿路感染。如有发生应找原因,包括:①泌尿系统有结构和(或)功能异常,如尿路梗阻、畸形和反流性肾病等;②有无易患因素,如糖尿病、结核病、慢性肾小球肾炎、免疫功能低下或应用免疫抑制剂等。治疗疗程应选7～14天。可选复方磺胺甲噁唑片(复方新诺明)和氟喹诺酮类药物。50岁以上男性尿路感染,无论有无证据,都应考虑前列腺和(或)肾脏感染,尤其是急性前列腺炎。对暂时无法确定确切感染部位时,可先施行2周抗感染治疗,再按临床表现、治疗结果和相关检查来判定感染部位。如确为前列腺炎,可用复方磺胺甲噁唑片、环丙喹诺酮类药物和红霉素等治疗 12～16 周。复发者可使用低剂量抑菌治疗,必要时可长达 2 年。

导管相关性尿路感染如何诊治

导尿管置入后等于取消了膀胱的防卫门户,细菌可长驱直入,细菌可在导尿管内表面形成一层能抗御抗菌治疗的生物膜,使感染难以清除。因此,严格掌握置管指征和正确护理是预防本病的关键。有人认为留置 3 天以上即应给予预防性抗菌治疗。诊断高度依靠尿液中的细菌数,但要结合检出菌种和采尿方法来确定其意义;常有混合感染,不要误为污染;要结合临床特征区别尿路感染的类型。治疗首先是拔除或更换导尿管,给予 2 周或更长时间的抗菌治疗,并及时调整用药品种,多采用静脉给药。

间质性肾炎

何谓间质性肾炎,如何分类

间质性肾炎又称小管间质性肾炎,是指主要影响肾小管间质疾病的总称。由于小管和间质是两个在结构和功能上既独立又密不可分的部分,累及其中一个,最终必然影响另一个,所以

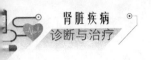
称小管间质性疾病更妥帖。按起病方式和病程特点,本组疾病
分为急性和慢性两组。

间质性肾炎常见吗,是怎么发病的

确切发病率不详,据尸检资料急性间质性肾炎(AIN)的发病
率为 1.1%～1.7%,慢性为 0.2%～0.25%,实际发病率应高于此
数。在肾活检标本中间质性肾炎占 1%～14%,在急性肾衰竭中
约占 14%;慢性间质性肾炎约占慢性肾衰竭的 25%。可见本组
疾病并不少见。无论急、慢性,本组疾病的发病机制都未完全明
了,但肯定与下列因素有关:

(1) 自身的小管间质抗原和外来的(如药物和病原体)抗原。

(2) 机体的免疫应答基因,决定是否发病及其严重程度。

(3) 通过抗体介导的和(或)细胞介导的免疫反应,导致炎症
过程和细胞破坏。

(4) 细胞因子释放及其增强过程引起间质进一步损伤。

(5) 纤维化形成和小管萎缩,使结构破坏和功能衰竭,从肾
小管波及肾小球,累及全肾。

什么是急性间质性肾炎,有何病理特点,有哪些病因

急性间质性肾炎为多病因引起,起病急骤,以肾间质水肿和

炎细胞浸润为病理特点,以急性的肾小管功能和肾滤过功能下降为临床特征的一组临床病理综合征。病因众多,以药物为首,包括抗生素、磺胺和甲氧苄啶、非类固醇抗炎药、利尿剂等;感染居次,包括直接侵入(如肾盂肾炎、肾结核和肾真菌感染等)和对全身感染的反应;系统性疾病第三,如狼疮性肾炎、移植肾急性排异、尿酸性和草酸性间质性肾炎,以及肿瘤(以淋巴瘤为最多);特发性第四,包括抗肾小管基膜间质性肾炎、肾小管间质性肾炎眼色素膜炎和 Kawasaki 病等。

常见药物引起的急性间质性肾炎有何特点 ⊃

1. 抗生素

(1) 青霉素和头孢菌素:青霉素急性间质性肾炎的发病与个体免疫应答有关。潜伏期2天至数周,平均2周。发病与剂量无关。除有间质性肾炎表现外,可有失钠、高钾和高氯性酸中毒等肾小管受损表现,肾外表现可有发热、关节痛、皮疹和嗜酸性细胞增高等。停药数周后大多可恢复,少数要透析,再用可再发。使用泼尼松有争议。头孢菌素间质性肾炎发生率低,但合并使用氨基糖苷类抗生素可发生肾小管坏死和间质性肾炎。

(2) 抗结核药:以利福平为最,间断用药或停药后再用易发病,常有发热、腰痛和少尿型急性肾衰竭,常伴高钙血症。停药后可恢复但甚慢,激素无益。

(3) 磺胺:抗菌性和利尿性磺胺均可致病,联合用药更易发

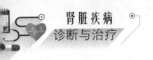
生。起病急,皮疹少见,严重者需透析。停药可恢复,激素有益。本品还可引起血管炎。

(4) 其他:如万古霉素和喹诺酮类亦易引起本病。

2. 非类固醇抗炎药

可引起急性肾缺血性肾功能不全(缺血性肾病)、镇痛剂肾病、胁痛肾病综合征和间质性肾炎 4 种表现。少数仅为间质性肾炎不伴肾小球损害,可伴肾乳头坏死。86%伴肾小球损害(常见为微小病变性肾病或膜性肾病),可出现大量蛋白尿或肾病综合征和肾衰竭,多由非诺洛芬引起,老年人易患,可于用药 1 周至 1 年后发病,部分停药后可恢复但极其缓慢(常超过 1 年),需透析支持。部分存留永久肾病综合征和肾衰竭、血管炎和肾乳头坏死。激素治疗无效。非类固醇抗炎药物还可引起慢性间质性肾炎。

3. 别嘌醇

常于用药后 3 周发病,多伴皮肤、肝损伤,与过敏有关,激素治疗似无效,病死率高达 20%。

4. 组胺 H_2 受体拮抗剂和质子泵抑制剂

本类药品几乎都可引起本病,可伴多发性肌炎,有细胞介导的免疫反应参与发病,停药可恢复。

5. 血管紧张素转换酶抑制剂

在孤立肾、肾动脉狭窄时可致急性肾小管坏死,可引起膜性肾病和急性间质性肾炎,停药可恢复,再用再发。

6. 马兜铃酸肾病(中草药肾病)

服用含马兜铃酸的植物药或其制品所引起的肾损伤性疾

病。小剂量长期服用引起慢性肾衰竭,停药不能阻挡其发展;长期更小剂量服用者可出现肾小管功能异常。

感染引起的急性间质性肾炎有何特点

(1) 原发于肾的感染:如急性肾盂肾炎和肾结核,罕见发生急性肾衰竭。

(2) 全身感染引起:病原体众多,以儿童多见。并非病原体直接入侵,而是由病原体及其感染所引发的反应致病。原发病表现、药物毒副作用常使本病的表现变得复杂多样,积极处理原发感染常可康复。

(3) 免疫抑制时的病毒性急性间质性肾炎:病毒可直接或通过免疫反应间接损害肾脏。多见于肿瘤化疗、器官移植和 HIV 感染时。

何谓慢性间质性肾炎,有哪些病因,有何临床特点

慢性间质性肾炎(CIN)是指以肾小管萎缩、间质纤维化和细胞浸润为病理特征,以隐匿起病缓慢进展成慢性肾衰竭为临床特征的一组临床病理综合征。常见病因有:

(1) 药物:如镇痛剂、非类固醇抗炎药、硝基脲类抗肿瘤药、顺铂、环孢素、锗制剂、锂盐和部分中药。

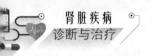

(2) 重金属：如铅和镉。

(3) 血管疾病：如高血压、栓塞性疾病和放射性肾炎。

(4) 梗阻：梗阻性和反流性肾病。

(5) 代谢疾病：如高钙血症和(或)高钙尿症和肾钙质沉积症、高尿酸血症和高尿酸尿症、低钾血症、高草酸尿症和胱氨酸尿病。

(6) 免疫疾病：如系统性红斑狼疮、移植肾排异、干燥综合征和血管炎。

(7) 肉芽肿病：如结节病、韦格纳肉芽肿。

(8) 感染：如直接感染(细菌、结核、真菌、病毒)、软化斑、黄色肉芽肿性肾盂肾炎。

(9) 血液病：如多发性骨髓瘤、轻链病、浆细胞病、镰状血红蛋白病、阵发性夜间血红蛋白尿症、淋巴瘤。

(10) 地方病：Balkan 肾病。

(11) 遗传性：多囊肾病、髓质囊肿病、线粒体突变。

(12) 其他：急进性肾小球肾炎、缺血性肾病、老年肾、体外冲击碎石等；

(13) 特发性。本组疾病的临床特点为隐匿起病，多以肾衰竭症状就诊，75%患者就诊时内生肌酐清除率 < 50 ml/min，33%患者 < 15 ml/min。常有小管性蛋白尿，通常 < 2 g/d，25%有肾性糖尿，28%尿培养阳性，可有夜尿、低尿酸血症、肾小管性酸中毒等小管功能异常和较严重的贫血，50%有高血压。患者常逐渐进入终末期肾病。

常见的慢性间质性肾炎有哪些,各有何特点

(1)结节病:本病通过异常钙代谢影响肾,部分患者有高钙血症和高钙尿症,可伴肾钙质沉积症和肾石症,尿浓缩力和肾小球滤过率下降。可用激素和环磷酰胺治疗。

(2)铅肾病:因慢性铅中毒致病,起病方式多样,以高尿酸血症、高血压和进行性肾功能不全为临床特征,可有近端小管功能障碍和铅痛风发作。血铅可正常,予以驱铅后血铅反升高则支持诊断。驱铅治疗可降低体内铅量,但常不能挽回肾功能。

(3)镉肾病:因慢性镉中毒致病,以近端小管受损、高钙尿症、代谢性骨病和肾石症为特点,缓慢进入终末期肾病。无特效治疗。

(4)锂肾病:以肾性尿崩、远端小管酸中毒和肾性失钠为特点。可发生慢性肾衰竭,故血肌酐 $>$ 220 μmol/L 应禁用锂盐。

(5)抗肿瘤药物:①顺铂:可引起急性肾衰竭或慢性间质性肾炎(CIN),后者多有肾性失钾、失镁和浓缩力下降。卡铂较之安全。②异环磷酰胺:可引起急性肾衰竭、慢性肾衰竭和CIN。③亚硝脲类:为剂量相关的肾毒性,主要引起肾小球硬化和CIN,以近端小管受损为特点;最早出现的是蛋白尿,一旦出现应即停药;出现氮质潴留应永久停药。本品亦可造成急性肾小管

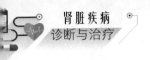

坏死。

(6) 环孢素和他克莫司:可引起急性肾损害和慢性间质纤维化,可酿成终末期肾病。及时停药可改善。

何谓镇痛剂肾病

镇痛剂肾病是指长期服用镇痛剂引起的慢性间质性肾炎(CIN),可伴肾乳头坏死,缓慢进入终末期肾病的疾病。终止镇痛剂应用,可减缓或停止病程进展。所谓镇痛剂是指非那西丁、对乙酰氨基酚(扑热息痛)和阿司匹林。对乙酰氨基酚是非那西丁的代谢物,服用后药物及其代谢物以高浓度在肾髓质积聚,从肾乳头区开始坏死,向上扩展。单用阿司匹林对原无肾病者并无损害作用,合用非那西丁和对乙酰氨基酚可明显增加毒性;若将阿司匹林改为咖啡因或可待因,或与非类固醇抗炎药合用,均可加重毒性。单独使用对乙酰氨基酚,肾毒性并不大,即使已有肾病或肾衰竭,偶尔使用也无妨。现时临床诊断的最低剂量与时限标准为:每日 1 g,连续使用超过 2 年。本病以中年女性多见,早期无症状或夜尿增多,继而出现无菌性脓尿、远端小管酸中毒、脱水、高血压,有坏死肾乳头脱落(可有血尿和肾绞痛),最后出现肾小球硬化、蛋白尿和肾功能衰竭。停药后部分患者肾功能有改善。10%患者日后发生泌尿系移行上皮癌。

肾小管疾病

何谓肾小管疾病

肾小管疾病是指因肾小管转运功能障碍而引发的疾病,种类繁多(约有七大类五十余种疾病),其病因大多与基因和遗传有关。本书限于篇幅仅介绍临床较为常见的肾小管性酸中毒(RTA)。

什么是肾小管性酸中毒,怎么分型

肾小管性酸中毒是指由各种病因引起的肾酸化功能障碍所导致的一组临床综合征。常以高氯性酸中毒、电解质紊乱、骨病和尿路症状为特点,大多数患者肾小球正常。本病的本质是肾小管泌氢障碍或管腔中受氢物质减少,前者是传统的发病机制,后者多见于肾功能不全时。本病可按受累部位、病理生理和临床特点分为Ⅰ型、Ⅱ型和Ⅳ型,兼有Ⅰ、Ⅱ型特点的为Ⅲ型。

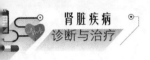
什么是Ⅰ型肾小管性酸中毒,有哪些病因, 临床特点如何

Ⅰ型肾小管性酸中毒指远端肾小管上皮细胞泌氢功能障碍,故又称远端肾小管性酸中毒。原发者多为常染色体隐性遗传;继发者可发生于:①自身免疫病:如干燥综合征、系统性红斑狼疮、甲状腺炎、慢性活动性肝炎、类风湿关节炎、原发性胆汁性肝硬化等;②与肾钙化相关疾病:如甲状旁腺功能亢进、甲状腺功能亢进、维生素D中毒、特发性高钙尿症等;③药物和中毒性肾病:如两性霉素B、镇痛剂、锂盐、棉酚等中毒;④遗传性系统性疾病:如镰状细胞贫血、Marfan综合征、髓质海绵肾、髓质囊肿病等;⑤其他:如慢性肾盂肾炎、梗阻性肾病、肾移植、草酸尿症等。

临床特点有:①高氯性酸中毒,尿pH值＞5.5;②低血钾,可伴低血磷,尿钾增高,可有多尿和脱水;③代谢性骨病和病理性骨折,小儿可有骨骼发育不良或畸形;④高钙尿和肾石症;⑤肾浓缩力下降。典型表现者多为完全性肾小管性酸中毒,不难诊断;不典型者需作氯化铵或氯化钙负荷试验以检出不完全性肾小管性酸中毒。至于要查明泌氢能力下降的进一步原因,则要作更多更复杂的试验,一般情况下并非必需。

Ⅰ型肾小管性酸中毒怎么治疗

以治疗原发病、纠正酸中毒和补充钾盐为主。每日补充的碱基量需 60 mmol 或以上，相当于碳酸氢钠片 10 片或更多，或每日静脉输注碳酸氢钠 100 ml 或以上，患者常因消化道不适或每日静脉穿刺而难以接受。复方枸橼酸溶液（即 Shohl 溶液，由 140 g 枸橼酸和 98 g 枸橼酸钠加水至 1 000 ml 组成，1 ml 相当于 1 mmol 碱基），每日 60～100 ml，分次口服。该药还有利于肠道吸收钙和减少肾石形成的作用；该溶液需临时配制，紧塞冷藏，以免形成二氧化碳逸出而降低疗效。由于低钾血症是继发于肾小管性酸中毒的，纠正酸中毒已能使大多数患者的低钾获得纠正；少数严重低钾者应加用枸橼酸钾、Albright 合剂或枸橼酸合剂，不能使用氯化钾，后者会加重高氯性酸中毒。有严重骨病者宜加用钙盐和活性维生素 D 制剂。治疗肾石症和鼓励饮水。

何谓Ⅱ型肾小管性酸中毒，有什么临床特点，有何病因，如何诊治

Ⅱ型肾小管性酸中毒是因近端小管泌氢障碍使小管腔液中碳酸氢根形成减少和（或）重吸收受阻形成的疾病，又称近端肾小管性酸中毒。单纯的泌氢障碍者称选择性近端肾小管性酸中

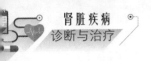

毒,合并有其他近端小管功能障碍者称非选择性近端肾小管性酸中毒,常有 Fanconi 综合征表现,即可有蛋白尿、糖尿、氨基酸尿、高尿尿酸、高尿钙、高尿磷和低血磷、低血尿酸等异常。本型肾小管性酸中毒常使肾小管重吸收饱和值降至 18～20 mmol/L,所以当酸中毒被纠正后会出现碱性尿,当酸中毒程度达肾小管重吸收饱和值或以下时,尿又恢复酸性,血酸中毒也不再加重,呈自限性特点。其他临床特点与 I 型肾小管性酸中毒相似,但骨病较多见和较重,此与近端小管活化维生素 D₃ 功能缺陷有关;肾石症较少见,则与本型肾小管性酸中毒不影响尿枸橼酸排泄有关。病因众多,计有:①原发性:为常染色体显性遗传;②一过性:多见于婴儿;③碳酸酐酶活性改变或缺乏;④继发性:见于药物、重金属中毒、遗传性疾病、多发性骨髓瘤、维生素 D 缺乏或耐受症、间质性肾炎、肾病综合征、肾淀粉样变和肾移植等。诊断除依临床特征外,可测定碳酸氢根排泄分数,＞ 15% 可确立诊断。治疗与 I 型肾小管性酸中毒相似,但纠正酸中毒所需碱基量过巨,达 5～15 mmol/kg,难以被患者所接受;因此仅有限度地纠正酸中毒(亦可用 Shohl 溶液),而用限钠、噻嗪类利尿剂来收缩血容量,使肾滤过碳酸氢根减少和肾小管重吸收碳酸氢根增加来达到治疗目的。常需用钙剂和活性维生素 D₃ 制品治疗骨病。

何谓 IV 型肾小管性酸中毒,有何病因,有什么临床特点,如何诊治

IV 型肾小管性酸中毒是因醛固酮缺乏或肾小管对醛固酮抵

抗造成高血钾和铵离子(NH_4^+)合成及分泌减少引起的疾病。其病因有：①原发性醛固酮缺乏：如 Addison 病；②低肾素低醛固酮血症：常见于老人、糖尿病性肾病、间质性肾炎，有轻度肾功能不全和中或重度高钾血症和高氯性酸中毒；③危重病患中的选择性低醛固酮血症：见于重症感染、心源性休克等；④醛固酮耐受：又称假性低醛固酮血症(PHA)，有低醛固酮表现而血醛固酮正常或增高，其中Ⅰ型多见婴儿，伴失盐，为常染色体显性或隐性遗传；Ⅱ型见于成人，可能因远端小管前段有所谓"氯分流"所致，用噻嗪类利尿剂可纠正或部分纠正高血压、高血钾和酸中毒；⑤继发性肾疾病伴小管分泌障碍和(或)高钾(亦可称 PHAⅢ型)：为肾病(如狼疮性肾病、梗阻性肾病等)和药物(如环孢素、螺内酯等)引起，本型尿为碱性。本型临床特点有高血钾(可危及生命)和高氯性酸中毒，尿液 pH 值＜5.5，可有轻度肾功能不全，酸中毒程度较Ⅰ型和Ⅱ型轻，可有失盐及相关症状。治疗除针对原发病外，降钾为第一要务，常联合使用低钾饮食、补碱、聚磺苯乙烯(降钾树脂)和襻利尿剂等；醛固酮缺乏可补充 9α-氟可的松。其余与Ⅰ型肾小管性酸中毒相似。

何谓肾功能不全性肾小管性酸中毒

本症常见于肾小球滤过率在 20～30 ml/min 间的患者，血钾正常而有高氯性酸中毒，因远端小管产生和排泄铵离子减少所致，尿液可为酸性。当肾小球滤过率降至 15 ml/min 以下，

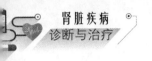
酸中毒又可变为正氯性。本症应予适量碱剂,以减缓骨病
发展。

肾石病及梗阻性肾病和反流性肾病

什么是肾石病,如何形成

肾石病是指一些晶体物质和有机物质在肾脏的异常积聚。
结石多于肾盏和肾盂内形成,可脱落至输尿管和膀胱。原发于
膀胱的结石不多见。形成结石首先要有某些可结晶物(如尿酸、
草酸等)在尿中形成过饱和状态,此还受尿量和尿 pH 值影响;
其次是结晶抑制物减少;第三需有晶核,如尿中的其他物质的
结晶、细菌、沉渣和细胞碎片等;最后是有机基质使之黏合(此
并非必需)。

常见肾石有哪些,受哪些因素影响

(1) 钙结石:约占 80% (35%为草酸钙结石,10%为磷酸钙
结石,两者混合性占 35%),约 40%有尿钙增高。常见有:①伴高
血钙的高尿钙症:包括原发性甲状旁腺功能亢进症(多为以磷酸
钙为核心的草酸钙结石)、结节病和肉芽肿病(肾外维生素 D 产

生增多)、甲状腺功能亢进、恶性肿瘤、多发性骨髓瘤、卧床、制动等。②不伴高血钙的高尿钙症：包括Ⅰ型肾小管性酸中毒(磷酸钙或草酸钙结石)、肠吸收性高尿钙症、维生素D中毒、肾性高尿钙症等。③尿钙不增高的钙结石：包括草酸钙结石(因摄入过多果蔬或肠道疾病吸收过多草酸或原发性高草酸尿症引起)、低枸橼酸尿所致钙结石(可因肾小管性或其他代谢性酸中毒、慢性腹泻、低血钾和高蛋白饮食等引起)、尿中结晶抑制物减少和高尿酸尿和(或)高尿酸盐尿(形成以尿酸为异质核心的草酸钙结石)等。

(2) 非钙结石：①磷酸镁铵结石(鸟粪石、感染性结石)：约占肾结石的10%，多为变形杆菌性尿路感染引起；②尿酸结石：占肾结石的5%~10%；③胱氨酸结石：见于遗传性胱氨酸尿症；④黄嘌呤结石：见于黄嘌呤尿症。

肾石病有何临床表现，如何诊治

肾石病平素可无症状或偶有镜下血尿，脱落嵌顿输尿管时可有肾绞痛及血尿，常为肉眼血尿，并可引起肾积水。可因感染致结石(变形杆菌引起的磷酸镁铵结石)或因结石致感染。

有肾绞痛发作者诊断不难，无绞痛者靠影像学发现后诊断。但要确定结石成分和发现基础疾病或诱因有时并不容易。

本病10年复发率超过50%，所以预防复发很重要。除治疗基础疾病、祛除诱因、多饮水、根据生化异常和结石种类改变饮

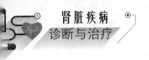

食结构外,对有高钙尿者可选用噻嗪类利尿剂、磷酸钠纤维树脂和正磷酸盐;有肠源性高草酸尿和低枸橼酸尿者,可用枸橼酸溶液,原发性高草酸尿者还可加用维生素 B₆;高尿酸尿者可加用碱剂,但勿使尿 pH 值 > 6.5;胱氨酸尿者还可试用 α-硫基丙烯甘氨酸。肾石病有手术指征时应尽早进行外科治疗。

何谓梗阻性肾病

梗阻性肾病指因机械性或功能性尿流障碍导致肾实质和功能受损的肾脏病。

梗阻引起的病理生理改变主要有:①输尿管内压上升;②肾血流动力学变化;③GFR 下降;④肾小管功能受损;⑤肾间质纤维化;⑥肾代谢改变。最后可以看到肾小球塌陷硬化。当梗阻解除后 GFR 恢复很慢,2~6 个月"到顶",但不到梗阻前的一半;一部分肾单位永远不能恢复,另一部分肾单位出现代偿性高滤过,这使解除梗阻的梗阻性肾病继续缓慢进展。肾小管功能恢复较 GFR 更慢,常在 GFR 恢复后 14 天才开始逐渐恢复,尿酸化功能恢复较早,尿浓缩能力要到 GFR 恢复后 60 天才恢复。双侧梗阻解除后还可出现"梗阻后利尿"现象。

临床上可见肾绞痛、排尿异常或无尿、肾积水、肾实质萎缩、肾功能不全,高血压、反复发作或难治性尿路感染、红细胞增多症、酸中毒等表现。

治疗包括:尽早解除梗阻以挽救肾功能,应用 ACEI 和 ARB

治疗高血压和延缓肾病进展,处理感染和其他并发症。

何谓反流性肾病

反流性肾病是因为膀胱输尿管反流和肾内反流,伴反复尿路感染,导致肾脏瘢痕形成、萎缩,肾功能减退的临床综合征。多见于反复发生尿路感染的儿童和成人中。

(1) 本病的发病机制不太明确,但与下列因素有关:①尿路感染:是形成瘢痕和发生反流性肾病的重要促进因素;②尿流动力学作用:尤当肾盏内压力＞40 mmHg 时可引起肾内反流而致病;③尿液渗入肾内:肾盏内压力增高使尿液渗入肾组织,直接刺激和(或)通过免疫反应引起间质炎症和纤维化;④肾血管病变:小管旁直血管和肾内其他血管受压闭塞或狭窄,使肾脏发生缺血性改变和继发性高血压;⑤免疫性损伤和肾小球硬化:常见为 FSGS;⑥遗传因素。

(2) 本病的临床表现主要有:①尿路感染表现;②肾损伤表现,包括小管间质损伤(夜尿、多尿等)、蛋白尿和高血压等。诊断依靠影像学检查。

内科治疗包括多饮水、寝前排尿、低剂量抑菌治疗和定期随访,有感染时积极控制,治疗高血压和蛋白尿,延缓病情进展。有指征者应及时外科手术矫正反流。

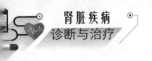
肾脏囊肿性疾病

什么是肾脏囊肿疾病，有哪些种类

　　本组疾病是指在单侧或双侧肾内有单个或多个含液体或半固体碎片的良性囊肿的疾病。传统可分为：

　　(1) 多囊肾病：①常染色体显性遗传多囊肾病(ADPKD)，常见成人发病，发病率 1/1 000～1/400；②常染色体隐性遗传(ARPKD)多囊肾病，常在新生儿和儿童期发病，发病率约 1/20 000。

　　(2) 获得性肾囊肿病(ACKD)：不遗传，见于中老年人，40% 透析患者有本病。

　　(3) 肾脏髓质囊性病：①髓质囊性病，有常染色体显性和隐性遗传多种，又称肾视网膜发育不良，青少年发病，罕见；②髓质海绵肾(MSK)，不遗传，成人发病，较常见。

　　(4) 单纯性肾囊肿(SRC)不遗传：很常见，成人发病，随年龄增长增多；

　　(5) 囊性肾发育不良。

　　(6) 其他：①遗传性：如结节性硬化综合征等；②非遗传性：如孤立性多囊肿、肾盂肾盏囊肿、肾脏淋巴管瘤病和肾门及肾周假囊肿等。

何谓单纯性肾囊肿，如何诊治

　　单纯性肾囊肿(SRC)是临床最常见而实际意义最小的良性囊肿病，不伴肾功能减退。随影像技术发展检出率越来越高。随年龄增加检出率也增加，儿童仅 0.1％～0.4％，50 岁为 50％；初仅发现单侧，后为双侧。50 岁时双肾囊肿检出率约 4％，70 岁时为 9％。囊肿起源和成因不清。本病因未发现有遗传性，故可能为获得性肾囊肿病。鉴于囊内液体性质接近于近端小管腔液，推测可能因各种原因所致的小管腔阻塞或失去正常联系而形成。随年长而增的事实，提示或许是一种器官衰老表现。

　　多无临床症状，偶有暂时性尿检异常。若囊肿巨大或可扪及，压迫肾内或肾外器官可产生相应症状(如高血压)。可继发感染，罕见破裂(后果严重)。有 2％患者合并有恶性肿瘤。

　　诊断靠影像技术，需除外恶性肿瘤。一般无须治疗，如有血尿、高血压、感染等症状应予处理；每 6 个月定期随访殊有必要，若囊肿直径＞4 cm 或有压迫表现或影响血压与肾功能时可考虑穿刺放液并注入硬化剂，囊肿过巨或有恶变可行手术。

何谓常染色体显性遗传多囊肾病

　　常染色体显性遗传多囊肾病(ADPKD)曾称成人型多囊肾

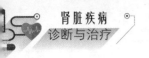

病,可见其发病于成人。遗传规律为常染色体显性,即父母一方患病,子女有50%的患病机会。有些患者无家族史,可能与基因突变有关。发病机制相当复杂,尚未完全明了。囊肿主要来源于集合管,但也可以来自肾单位的任何部分。随时间推移囊肿不断发生、增多和增大,使肾脏增大和压迫正常肾组织而引发症状和并发症,最终进入终末期肾病。

临床表现甚为多样,常见的有:

(1) 肾脏症状:①可扪及腹块(肿大的肾脏);②腰腹痛,常为轻微钝痛,突然剧痛要警惕囊肿破裂、感染、发生尿路梗阻等;③尿检异常以镜下血尿和少量蛋白尿为主,出现脓尿多为感染,血尿增多除出血外感染也很常见,大量蛋白尿提示合并其他肾小球疾病;④高血压较早出现,常与肾大小相关;⑤肾浓缩力下降但程度不重;⑥缓慢出现肾功能不全。

(2) 肾外表现:①囊性改变:50%左右伴肝囊肿,随年龄发病率、囊肿数和囊肿体积逐步增加,10%伴胰囊肿,5%有脾囊肿。囊肿还见于甲状腺、卵巢、附睾和精囊,后者可能致男性不育;②非囊性改变:包括主动脉、颅内动脉动脉瘤,心瓣膜脱垂、关闭不全和反流,食管裂孔疝、肠道憩室、腹股沟疝和红细胞增多症等。

并发症中最常见的是尿路感染,最危险的是颅内动脉瘤破裂出血,其他还有尿路出血、结石、梗阻和极少发生的囊肿癌变。治疗靠对症处理,晚期用替代治疗支持生命。

常染色体显性遗传多囊肾病如何诊治 ⊃

有临床及影像学证据者诊断不难,基因连锁分析等对绝大多数患者并无必要,无相关症状也不必细究各种肾外表现。治疗包括:

(1) 一般治疗:①避免碰撞;②有浓缩力下降者应多饮水,忌咖啡和茶;③腹痛要区别原因予以相应处理;④颅内动脉瘤视情况考虑手术;⑤囊肿减压只适合少数有指征者;⑥病肾切除,除非有绝对手术指征,否则不应施行。

(2) 降压治疗:血管紧张素转换酶抑制剂(ACEI)和血管紧张素受体阻滞剂(ARB)除能控制血压外,有明确的降蛋白尿作用,但延缓发展作用不肯定;钙离子拮抗剂(CCB)和 α 受体阻滞剂亦可用于控制血压,利尿剂并不适合。

(3) 正在试验中或用或探索中的治疗(疗效与不良反应都不太明确):①他汀类降脂药(改善肾小球滤过率);②血管加压素 V_2 受体拮抗剂托代普坦(可延缓囊肿性肾病进展);③生长抑素类似物奥曲肽(延缓囊肿增大);④西罗莫司(囊肿缩小);⑤其他还有 PPAR-γ 和 c-myc 反寡义核苷酸等。

何谓常染色体隐性遗传多囊肾病 ⊃

常染色体隐性遗传多囊肾病(ARPKD)又称婴儿型或儿童

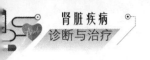
型多囊肾病,属遗传性畸形综合征,有肾和胆道畸形,发病率为新生儿中的 1/50 000～1/10 000,约 30％在新生儿期死亡,新生儿期后 15 年存活率为 50％～80％,常伴肝病。本病遗传方式为常染色体隐性遗传,基因已发现,确切机制尚未查明;囊肿与肾单位相连,其囊液分泌机制与 ADPKD 不同。

本病肾脏增大,可达正常 10 倍,囊肿呈柱状或梭形按放射状排列。肝内外胆系弥漫性扩张,门静脉和肝动脉系统发育不良,肝细胞病变不重。临床上见累及肝、肾,围生期和新生儿型以肾为主,婴儿型和少儿型以肝为主。腹块常可扪及,有高血压、尿路感染、肾功能不全、门脉高压等表现。

目前无特殊疗法,靠对症和支持治疗。常死于呼吸衰竭、肾衰竭、高血压、脓毒血症和化脓性胆管炎。

什么是获得性肾囊肿性疾病

获得性肾囊肿性疾病(ACKD)是指在非囊肿性疾病致肾衰竭患者中发生的囊肿性疾病,其囊肿总体积应占肾体积40％以上或影像学检查见到有 4 个以上囊肿。7％～22％患者在透析前期即可发病,透析 10 年后可达 90％。病因与发病机制不明。常无症状,偶因出血出现症状,严重者可发生休克。10％～20％患者 3 年左右伴发肾肿瘤,明显高于无 ACKD 的透析患者。

什么是髓质囊性病

本病是一组以肾髓质囊肿形成和隐匿性慢性肾衰竭为特征的囊性肾病。常染色体隐性遗传者多见于少年,可伴视网膜病变。常染色体显性遗传者见可中青年,又称肾髓质囊性病。80％患者早期即有浓缩功能下降,多有失盐性肾炎和肾小管性酸中毒表现,可伴视网膜病变,影像学检查可见双肾偏小伴髓质囊肿。治疗以对症和支持为主。

何谓海绵肾

海绵肾(MSK)又称髓质海绵肾,为一种较常见的先天性肾发育异常。发病率为 $1/20\,000 \sim 1/5\,000$,不影响肾功能,在中年以后因结石或尿路感染而接受检查时方始发现。结构上属肾髓质和乳头部集合管囊性扩张。发病机制不明,多无临床症状,或仅轻微尿浓缩和酸化功能减退。可有肾石病或尿路感染;X线平片或静脉肾盂造影可见髓质乳头区钙化或充盈的囊肿,其他影像技术几无发现。治疗以对症为主,预后良好。

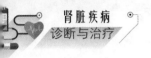

肾血管疾病(含缺血性肾病)

肾血管疾病主要有哪些

肾血管疾病主要包括:肾动脉狭窄、肾动脉栓塞和血栓形成、缺血性肾病、小动脉性肾硬化症(良性和恶性)和肾静脉血栓形成等。

什么是高血压肾损害

3~10年病程、控制不佳的原发性良性高血压即可引起良性肾小动脉硬化症(又称高血压肾损害)的病理改变,10~15年便可出现临床症状。本病主要损害入球动脉,使其玻璃样变,小叶间动脉和弓状动脉内膜增厚,管腔变狭,供血不足而发生肾缺血,致肾小球硬化、小管萎缩和间质纤维化。临床上首先出现尿浓缩障碍,表现为夜尿和低密度尿;以后出现轻度尿检异常,最后发展至ESRD;同时可出现眼底改变和心、脑并发症。防治以降压为要,务使其达标,即 < 130/90 mmHg,常选 ACEI、ARB、CCB 类药物和其他降压药物,单独或联合使用,不仅可预防,即便已发生,也能减缓其发展。如已进入肾衰竭,那只能按慢性肾衰竭处理。

何谓恶性肾小动脉硬化症

本病是恶性高血压所致的肾损害。以往恶性高血压几乎全有肾损害,现因诊疗技术进步,使本病发生率降为 63%～90%。本病主要因入球、小叶间和弓状动脉发生纤维素样坏死、内膜和肌层高度增生,状如"洋葱皮"样,使血管腔狭窄闭塞,肾小球因而发生缺血。其改变与良性肾小动脉硬化症类似。此外,还可发生节段坏死增生性改变,引起节段性纤维素样坏死、微血栓形成、系膜增生和新月体形成,小管萎缩和间质纤维化。病程进展十分迅速。患者多有血尿(1/3 有肉眼血尿)、蛋白尿(1/3 有大量蛋白尿)、管型尿和白细胞尿;常有眼底特征性改变,严重心、脑血管并发症,于数周至数月内进入 ESRD。治疗需静脉滴注降压药物(如硝普钠),争取 3 小时内将舒张压降至 100～110 mmHg,在 36 小时内降至 90 mmHg,力求减少发生致命并发症,延缓病程进展。降压速度必须确保肾有效灌注,按个体情况调节,故应密切观察每小时尿量等相关指标。

什么是缺血性肾病,有哪些病因

缺血性肾病是指因肾动脉主干及其主要分支狭窄引起的肾

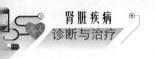
血流动力学改变,使 GFR 下降和肾功能减退的慢性肾病。病因包括:动脉粥样硬化、纤维肌性发育不良、大动脉炎、肾小动脉硬化、胆固醇栓、肾动脉栓塞、肾血管炎、微血管病和移植肾动脉狭窄等。本病在西方国家较多见,占 ESRD 中的 11％～20％,我国也正在迅速增加中。

缺血性肾病有什么临床表现

(1) 肾脏表现:虽然高血压是本病最重要也是最主要的表现,但 1/3～1/2 患者并无高血压。最早的表现为夜尿增多、尿钠增多、尿密度下降;当肾小球受损始出现尿检异常,偶有 NS;肾功能渐行下降。

(2) 全身表现:可出现心、脑和外周血管改变和高血压的症状、体征及其并发症的各种表现,如冠心病、脑卒中、眼底视网膜病甚至失明、外周血管闭塞致肢体坏死等。

肾静脉血栓形成是如何发生的,怎么防治

肾静脉血栓形成见于:①高凝状态,如 NS,大量抗凝物质随蛋白尿丢失;②肾静脉受压血流淤滞,如肿瘤压迫;③肾静脉管壁受损,如肿瘤破坏。其中 NS 占 25％～50％,尤其 MN。

本病临床表现取决于肾静脉受阻的范围、程度和速度,以及

侧支循环形成情况。典型的有腰痛、血尿、蛋白尿骤增、肾功能减退、肾肿大,可伴肾小管功能减退。栓子脱落可致肺栓塞。

诊断靠肾静脉造影,超声、CTA 和 MRA 均欠敏感。

治疗首选局部和(或)全身溶栓和抗凝治疗,必要时手术取栓。对 NS,特别是 MN 患者预施解聚、抗凝等治疗有预防价值。

遗传性肾炎

什么是遗传性肾炎

遗传性肾炎是一组与遗传有关的主要累及肾小球的疾病,常有肾外器官受累。狭义的仅指 Alport 综合征,广义的还包括家族性良性血尿(薄 GBM 肾病)、Febry 病、先天性 NS、指甲髌骨综合征和部分或全身脂肪发育不良等病。下面仅介绍 Alport 综合征和薄基底膜肾病。

什么是 Alpot 综合征,其病理有何特点

Alport 综合征又称眼-耳-肾综合征,是遗传性 GBM 病的总称。本病以血尿、进行性肾功能损伤、高频感应性神经性耳

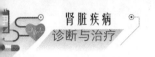

聋和眼病变为特征。本病可表现为各种肾小球肾炎、间质性肾炎或肾盂肾炎等多样性改变,但间质中有多量泡沫细胞则是重要特征。免疫荧光检查常一无所获,电镜可揭示其特征性改变,GBM 可有不规则增厚或变薄、断裂、分层、网状、碎片状或花篮状变,肾小囊和肾小管基底膜有类似改变。GBM 的改变有高度诊断价值,但正常却不能排除诊断,因为在病初 GBM 可无变化。

Alport 综合征的遗传方式有何特点

(1) 性连锁显性遗传:是本病最主要的遗传方式(占 80%),其致病基因位于 X 染色体长臂中段,故与性别有关;母病可传子和女,父病只传女不传子,故家系中女患者多于男性;然病情却是男重女轻。此基因编码 Ⅳ 型胶原的 α_5 多肽链的合成,该链是 GBM、前晶状体膜和视网膜的组成部分,因而在这些部位产生病变和症状。

(2) 常染色体隐性遗传:父母一方有基因缺陷并不发病,子代可遗传得此缺陷也不发病,只有父母双方均有此缺陷(即纯合子)的子代才发病,故罕见。

(3) 常染色体显性遗传:与性别无关,子代约 1/2 发病,病情重,但临床上少见。

后两种遗传方式的缺陷基因在染色体上的定位还不清楚。

Alport 综合征有何临床特点,如何诊治

典型的 Alpot 综合征中约 95% 以血尿起病,可为镜下或肉眼血尿,男性常为持续性,女性可为间歇性甚至无血尿;以后男性可出现蛋白尿,甚至 NS;高血压也以男性为多;40 岁前进入 ESRD 的,男女性分别为 90% 和 12%。约 15 岁出现高频感应神经性耳聋,男略多于女(55%:45%),而 40 岁前出现耳聋则分别为 80% 和 10%,缺陷部位在耳蜗基底膜。15%~30% 有前圆锥形晶状体和眼底黄斑周围微粒病变。依靠临床特点和遗传学调查、电镜检查、肾和皮肤 α_5 链 IV 型胶原鉴定便可确诊。无特殊治疗,晚期患者除透析外,肾移植是较好的选择。

何谓薄基底膜肾病

本病约 40% 有阳性家族史,且预后良佳,故又称良性家族性血尿,多为常染色体显性遗传,少数为常染色体隐性遗传。多表现为持续或反复发作性血尿,常为镜下血尿,偶在感染后呈肉眼血尿,常无蛋白尿,血压多正常,病程进展缓慢。肾活检仅电镜下见 GBM 弥漫性变薄(< 250 nm)。有人发现本病患者 GBM 上 IV 型胶原位置异常,与 Alport 综合征有共同之处,认为是 Alpot 综合征的一种,或为常染色体隐性遗传的 Alpot 综合征的

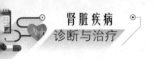
异常基因携带者。鉴于有极少数患者进展为 ESRD,定期随访尿
常规和肾功能甚有必要。

妊娠与肾脏疾病

妊娠期肾结构与功能有何变化

　　妊娠期肾脏长径增长约 1 cm,体积亦增大,增加的主要是水
分,而非肾组织,产后 6 个月恢复。孕后 3 月起肾盂肾盏和输尿
管扩张,至产后 12 周,与激素水平和受子宫压迫有关。因此凡进
行需排空膀胱的检查,如留 24 小时尿等,应先左侧卧床 1 小时后
排尽尿液,然后开始采集。孕后 10 周起血容量增加,30 周后可
增达 150%,故常有血液稀释和脉压加大等表现。孕后第 4 周起
肾小球滤过率上升,10 周时到达高峰,36 周后开始回降;故孕
期,尿素氮 > 4.6 mmol/L,肌酐 > 70.7 μmol/L 和尿酸 >
268 μmol/L 就应视为肾功能减退。孕期尿蛋白排泄为 100～
300 mg/d,即可有生理性蛋白尿;> 0.5 g/d 应视为病理性蛋白
尿。生理性水、钠潴留明显,可有水肿,切勿轻予限钠和利尿。
晚期妊娠可有轻微呼吸性酸中毒和代谢性碱中毒;5%～40%可
有生理性肾性糖尿,娩后 1 周恢复。亦可有轻度肾性氨基酸尿。
孕期血压偏低,20 周左右达低谷,至分娩后 1 周恢复。

妊娠对原有肾病有何影响

妊娠对原有肾病有不利影响,凡血肌酐 > 132 μmol/L、高血压加剧以及大量蛋白尿者不宜受孕或应终止妊娠。坚持受孕者必须告诫危险,加强观察,必要时仍应终止妊娠以策平安。加重肾损害的原因与妊娠时的肾小球高滤过促使肾小球硬化,高凝状态加重肾小球毛细血管和系膜损伤等有关。妊娠时免疫水平下降可使免疫性肾炎(如狼疮性肾炎)暂时静止,但分娩后可能加重或恶化。

肾病对妊娠有何影响

主要涉及死胎、流产、早产、胎儿发育与子痫发生率等几个方面,与原发病种类有关。分述如下:

(1) 原发性肾小球疾病:以微小病变性肾病为最好,膜性肾病和轻度系膜增生性肾小球肾炎次之,局灶性节段性肾小球硬化症则与其蛋白尿、肾功能和高血压状况有关,膜增生性肾小球肾炎的流产、死胎和早产率均较高,有高血压和肾功能不全的尤其伴血管病变的 IgA 肾炎死胎率也高。有肾病综合征时不宜妊娠,孕期禁用免疫抑制剂。

(2) 狼疮性肾炎:50%妊娠后病情加重,死胎、流产和子痫发生率均增加。除前述血压、肾功能、蛋白尿指标外,还应满足孕

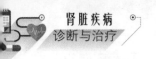
前6～24个月无狼疮活动和抗磷脂抗体阴性的条件,方可考虑在密切观察下妊娠。孕期禁用免疫抑制剂,可用小剂量激素。

(3) 糖尿病性肾病:糖尿病并非绝对不能妊娠,但糖尿病性肾病不宜妊娠。

(4) 其他:常染色体显性遗传多囊肾病和间质性肾炎,母体符合可妊娠条件时影响并不严重;反流性肾病母体孕前宜先手术矫正反流,以减少尿路感染;透析和肾移植患者均有成功娩出正常新生儿的报道,但能保证母子平安的医学标准和技术条件并不容易达到,何况各种产科并发症都明显增加。

肾 衰 竭

何谓肾衰竭,在哪里可查到相关介绍

肾衰竭是指由各种病因使肾功能减退,引起水电解质和酸碱平衡失调、代谢废物积聚和各系统受累为特征的一组临床综合征。按其发展过程的快慢可分为两大类,即急性肾衰竭(ARF),近又称急性肾损伤(AKI)和慢性肾衰竭(CRF)。

本丛书另一分册《肾衰竭尿毒症诊断与治疗》对肾衰竭尿毒症的诊断、分类、治疗、康复进行了详细介绍。有需要的读者,可自行查阅。

附录　英文缩写中译表

单　位

cm	厘米
ml, L	毫升,升
/min	每分钟
/d	每天
g, mg, μg	克,毫克,微克
/L	每升
/dl	每分升(100毫升)
/HP	每高倍镜视野
/LP	每低倍镜视野
mOsm	毫渗量
/kg·H_2O	每千克水
mmol	毫克分子
μmol	微克分子
/(kg·d)	每天每千克体重
/(kg·h)	每小时每千克体重
/mm^3	每立方毫米
/m^2	每平方米(体表面积)

术语及名词

ACB	抗体包裹细菌
ACEI	血管紧张素转换酶抑制剂
ACKD	获得性肾囊肿病
ADH	抗利尿激素
ADPKD	常染色体显性遗传多囊肾病
AGN	急性肾小球肾炎
AIN	急性间质性肾炎
AKI	急性肾损伤
ANCA	抗中性粒细胞胞浆抗体
APN	急性肾盂肾炎
APSGN	急性链球菌感染后肾小球肾炎
ARB	血管紧张素受体阻滞剂
ARF	急性肾衰竭
ARPGN	急进性肾小球肾炎
ARPKD	常染色体隐性遗传多囊肾病
ATN	急性肾小管坏死
$\beta_2 MG$	β_2 微球蛋白
BUN	血尿素氮
C_3	补体成分 3
CB_{1348}	苯丁酸氮芥
CCB	钙通道阻滞剂
Ccr	内生肌酐清除率

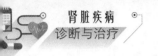

CGN	慢性肾小球肾炎
C_{H_2O}	自由水清除率
CH_{50}	血清总补体
CIC	循环免疫复合物
CIN	慢性间质性肾炎
CKD	慢性肾脏疾病
CO_2CP	二氧化碳结合力
CPN	慢性肾盂肾炎
CRF	慢性肾衰竭
Cr，SCr	肌酐,血清肌酐
CRRT	连续性肾脏替代疗法
CsA	环孢素 A
CTA	CT(肾)血管成像
CTU	CT 尿路成像
CTX	环磷酰胺
DN	糖尿病肾病
DKD	糖尿病肾脏疾病
EPO	促红细胞生成素
ESRD	终末期肾病,终末期肾衰竭
FDP	尿纤维蛋白(原)降价产物
FK506	他克莫司,普乐可复
FSGS	局灶性节段性肾小球硬化症
GBM	肾小球基底膜
GFR	肾小球滤过率

HAV	甲型肝炎病毒
Hb	血红蛋白
HBV	乙型肝炎病毒
Hct	红细胞压积
HCV	丙型肝炎病毒
HD	血液透析(血透)
HDL-C	高密度脂蛋白胆固醇
非 HDL-C	非高密度脂蛋白胆固醇(＝TCh-HDL-C)
HIV	人类免疫缺陷病毒
HIV AN	HIV 相关肾病
HLA	人类白细胞抗原
HMG-CoA	3-羟基-3-甲基戊二酰单酰辅酶 A
IVP	静脉肾盂造影/排泄性尿路造影
KUB	尿路平片
LDL-C	低密度脂蛋白胆固醇
LN	狼疮性肾炎
MN	膜性肾病
NS	肾病综合征
MCD	微小病变性肾病
MCPGN	系膜毛细血管增生性肾小球肾炎,又称膜增生性肾小球肾炎
MCV	巨细胞病毒
MMF	麦考酚吗乙酯
MP	甲泼尼龙

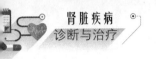
MPGN	膜增生性肾小球肾炎,又称系膜毛细血管增生性肾小球肾炎
MRA	磁共振血管成像
MRU	磁共振尿路成像
MSK	髓质海绵肾
MsPGN	系膜增生性肾小球肾炎
NSAID	非类固醇抗炎药
PD	腹膜透析(腹透)
PET-CT	正电子发射体层摄影计算机体层摄影
PHA	假性低醛固酮血症
Posm, Uosm	血渗透浓度,尿渗透浓度
PTH	甲状旁腺素
RAA	肾素—血管紧张素—醛固酮系统
RBF	肾血流量
RPF	肾血浆流量
RTA	肾小管性酸中毒
SLE	系统性红斑狼疮
SPI	尿蛋白选择性指数
SRC	单纯性肾囊肿
TA	可滴定酸
^{99m}Tc-DTPA	^{99m}锝-二乙三胺五酸
^{99m}Tc-MAG3	^{99m}锝-巯代乙酸基三甘氨肽
TCh	总胆固醇
TG	三酰甘油(甘油三酯)

THP	Tamm-Horsfall 蛋白
TIBC	总铁结合力
TLC	治疗性生活方式改变
TmG	肾小管葡萄糖最大回吸收率
TSAT	转铁蛋白饱和度＝(血清铁/TIBC)×100%
UA	尿酸
UAE	尿白蛋白排泄率
uAlb/uCr	尿白蛋白肌酐比
UTI	尿路感染